健康ライブラリー
スペシャル

脳卒中による
マヒのための

腕が上がる　指が動く

リハビリテーション・ハンドブック

監修
安保雅博
東京慈恵会医科大学
リハビリテーション医学講座主任教授

JN032787

講談社

はじめに

私はリハビリテーション医学の専門医です。私がまだ研修医の頃、指導医の先生に聞いたことがあります。「脳卒中を発症して3ヵ月後、6ヵ月後の上肢のリハビリテーション治療は何をすればいいのでしょうか」

先生の答えは「現状維持をするのです」。リハビリテーション治療をして得た機能を、年とともに落ちないように維持するのが重要というのです。この言葉の衝撃はいまだに忘れることができません。これは絶対におかしい。なんとかしたい。あれからずっと私は、答えを求め続けています。

私はリハビリテーション治療の意義は、現状維持のケアではなくて「少しでもよくすること」だと考えています。臨床の現場では、発症から6ヵ月を過ぎた以降は、維持期や生活期といわれていますが、これはもうよくならないという夢も希望もない言葉です。歩けるようになったから手を使えなくてもよい、使えない手はそのままでよい、という単純な考え方はなんとかならないものかとずっと思ってきました。今の時代、なおさら理解することが困難になってきました。患者さんは40代、50代の方もいるのです。

2011年9月に『脳卒中マヒが改善する! 腕と指のリハビリ・ハンドブック』を刊行した当時、本に示した具体的な訓練方法は、残念ながら専門病院でもデイケアの現場でもほとんど実施されていませんでした。しかし、リハビリテーション治療が徐々に注目され、その本で最新療法として紹介した磁気刺激療法やボツリヌス療法は、現在多くの施設でおこなわれ、世界的にも有効な治療法として位置づけをされています。

上肢のリハビリテーション治療で一番大切なことは、マヒのレベルにあった正しい訓練方法です。マヒがよくなるには順番があります。本書では、患者さんがより自主的に取り組みやすいようにマヒのレベルにあわせた段階ごとの訓練法を紹介します。「質のよい訓練」があってこそ磁気刺激療法やボツリヌス療法も効果を十二分に発揮します。

時代は流れているのです。リハビリテーション治療は進化しています。

けっしてあきらめないでください。希望を持ってください。本書がみなさまの役に立てれば光栄です。

東京慈恵会医科大学
リハビリテーション医学講座主任教授　安保雅博

腕が上がる 指が動く

脳卒中によるマヒのための

リハビリテーション・ハンドブック

もくじ

患者さんへの
メッセージ

歩けるのに手がよくならない。でも、けっしてあきらめないでください

手は痙縮により伸ばすことが難しくなる

脳卒中後遺症である運動マヒは、実は発症から6ヵ月たつとマヒの改善がほとんど見込めなくなるといわれています。これは、教科書にも載っており世界の定説とまでいわれています。そのため脳卒中になった場合、できるだけ早く良質のリハビリテーション治療を始め、集中的に施行しなければなりません。

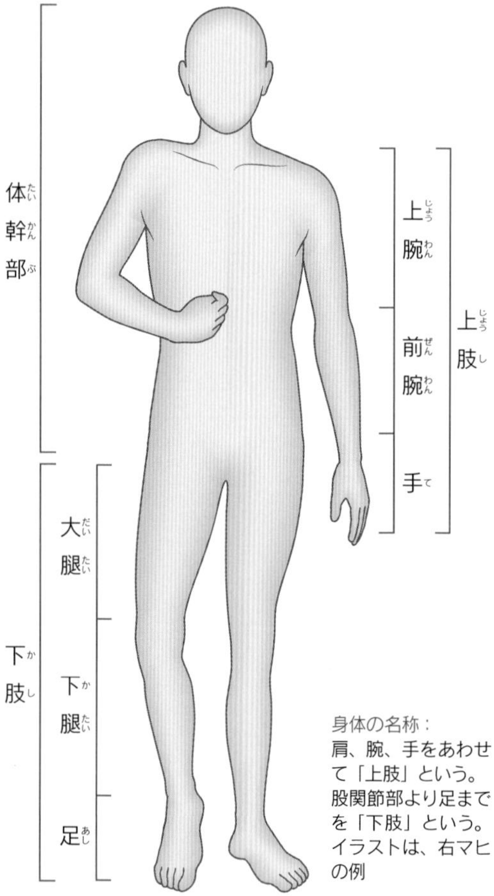

身体の名称：
肩、腕、手をあわせて「上肢」という。
股関節部より足までを「下肢」という。
イラストは、右マヒの例

発症から時期がたつと、ほとんどのマヒの場合、マヒ側に痙縮《けいしゅく》が出現してきます。いわゆるつっぱりというものです。

下肢マヒの場合、その痙縮を利用して立ったり、マヒ側を支えることができる場合があります。ですからマヒがないほうの下肢の筋力が十分あれば、歩行可能となるケースが多く見られます。

しかし上肢の場合、痙縮が強くなるとほとんどの場合、肩・肘《ひじ》・手首・手指すべてが屈曲方向（関

節を曲げる方向）に引っ張られ、意図するように伸ばせなくなります。伸ばすことができない場合の上肢は廃用手という言い方をされます。

マヒ側の手を使う機会を失い、あきらめてしまう

　急性期や回復期に対応するリハビリテーション専門病院などでは、手足の機能をできるだけ回復させ、退院後にはもとの生活能力に近いところまで回復することをめざして、訓練します。

　しかし、入院期間が限られているという背景もあり、積極的に上肢の機能訓練をおこなうというよりは、日常生活訓練を中心にせざるをえない状況にあります。

　こうして、積極的な上肢機能訓練を受ける機会があまりなかったために、マヒ側の手を使う機会を失ってしまう人が多いのです。

　脳卒中後遺症になり手がとても不自由になって1年以上たってしまった患者さんを診察する機会が多くあります。残念ながら、もう少し早い時期に助言を与えることができればよかったと思うこともしばしばあります。

　それは、マヒがよくなるには順番があり、それに対する訓練方法など対応の仕方があるからです。だから、「けっしてあきらめないでください」と言いたくなるのです。

手がよくならないのはなぜ？

入院中のリハビリテーション治療

発症から3～6ヵ月

運動療法　座る・立つ・歩くことを中心に訓練

作業療法　日常生活の自立にむけた動作の訓練

▼

入院中は、マヒ手の使い方を積極的に教えてもらう機会が少ない

▼

退院後、代償動作で日常生活ができてしまう

マヒ手の使い方がわからなくなる

▼ マヒ側に痙縮が出現

腕や指を伸ばすことができなくなる

▼

マヒ手を使うことをあきらめてしまう

患者さんへの
メッセージ

“正しい訓練”をおこなえば、今の状態よりも手の機能は改善します！

前述のように、たとえ訓練に励んだとしてもマヒ手はよくならず、多くの人があきらめてしまっています。しかし、2008年以降の磁気刺激療法やボツリヌス療法などの目覚ましい普及で、これ以上よくならないとされてきたマヒでも改善する可能性が出てきました。

本書では、マヒのレベル（程度）にあわせた段階ごとの訓練法を中心に、痙縮の改善に有効な治療法も紹介します。

自主訓練したいが何から始めればいいかわからない

がんばって訓練しているのになかなかよくならない

発症から何年もたっているが「使える手」にしたい

↓

マヒの改善にかかせないのは

正しい訓練法

POINT 1
マヒの程度にあった訓練法を選ぶ

POINT2
“質のよい”訓練でなければ意味がない

POINT3
回復した機能を日常生活に活かし使用頻度を上げる

訓練の効果はやる気と時間に比例します！

↑

回復を促す治療法も併用しながら

ステップアップ！

Part 1
スタート前準備編

マヒの改善にかかせないのは、正しい訓練法を毎日続けることですが、段階を踏むことが大切です。ご自身のマヒの状態がどの程度なのかによって訓練法は異なります。

運動マヒの程度に基づく訓練法は4段階

ヒューゲルメイヤーアセスメント（FMA）による点数で上肢マヒの重症度を評価します。患者さんが取り組みやすいよう専門的な評価に基づいて訓練法を4段階に分けました。

●ヒューゲルメイヤーアセスメント（FMA）によるマヒの評価と訓練法

	重度 FMA 0 ～ 22点	やや重度 FMA23 ～ 31点
	自分で動かせないか、わずかに動く程度。つっぱりが少し出始める	自分で動かせるが共同運動になる。つっぱりが著しくなる
【上肢】	手を自分の意思で動かすことができないか、肩や肘がわずかに動く程度。あくびをしたりよいほうの手で物を引っ張ったりするとマヒしている手が反応して動く（連合運動）。	筋肉のつっぱりがもっとも強くなる。腕を上げようとすると肩、肘、手首、手指の関節がいっしょに働いてしまう（共同運動）。ほとんどの場合、すべての関節が曲がる動き（屈曲パターン）になる。
【手／手指】	指をわずかに曲げられるか、ほとんど動かせない状態。	にぎることはできるが、離すことができない。
訓練法	目標：ストレッチと関節可動域訓練 STEP1	目標：支える力の向上 STEP1 STEP2

ヒューゲルメイヤーアセスメント（FMA）とは

脳卒中の運動マヒの程度を評価するために使われているFMAは、1975年にFugl-Meyerらが発表した機能障害の総合的な評価法です。

評価法には、①運動機能、②バランス能力、③感覚、④関節可動域・痛み、の項目があります。

肩・肘・前腕の動きの評価で36点あります。手関節の評価で10点、手指の評価で14点、上肢としての協調運動やスピードで6点あり満点が66点です。

点数が高いほど機能障害が軽度であり、低いほど重度であると評価します。

軽度 FMA53～66点	やや軽度 FMA48～52点	中等度 FMA32～47点
分離した運動が速やかにできるが、正常よりはスピードが遅い	**分離した動作がかなりできるが、一部の動作には相当な努力が必要**	**共同運動からの離脱が始まる。部分的に分離した動作ができる**
【上肢】 つっぱりは、ほとんど消える。	**【上肢】** つっぱりはさらに減少し、腕をさらに上げ、頭の上、横にも上げられる。	**【上肢】** 腕を後ろに回すなど一つ一つの関節を分離して動かすことができ始める。
【手／手指】 すべての指のつまみ動作が可能になる。指の分離も可能になり、マヒした手でなんとか字が書ける、箸を使って食事ができる場合がある。	**【手／手指】** 指をすべて開くことができる。指腹つまみ、円筒にぎり、球にぎりが可能になってくる。	**【手／手指】**親指を使って横つまみができるようになってくる。離すこともできるようになってくる。指を伸ばすこともわずかに可能になってくる。
目標：巧緻性《こうちせい》の向上	目標：分離運動の向上	目標：分離運動を大切に

STEP3

STEP4

回復の過程にあわせて訓練法を変えていく

マヒの程度にあった訓練をしなければ、よくなるものもよくなりません。本書では、FMAに基づいた評価により4段階に分けた訓練法を紹介します。

マヒの回復は通常、肩から起こります。重度のマヒでは、肩周りのストレッチや関節可動域訓練を中心としたSTEP1の訓練を積極的におこないます。同時にSTEP2でできるものをやりながら、STEP1をクリアします。

その後、STEP2では回復を促す治療法なども取り入れ、STEP3でできるものをやりながらSTEP2をクリアします。同様にSTEP3に取り組むときには、STEP4でできるものにチャレンジしながら進めます。このように、回復の過程にあわせて訓練を進めます。

どの段階の訓練法が自分に必要なのか

上肢のマヒの段階を簡単にチェックする方法があります。
自分の腕と手のマヒの程度を確認して、どの段階の訓練法が適しているか調べましょう。

●セルフチェック方法

質問 1

肘を伸ばした状態で腕が水平まで上がりますか？

ここに注意！

座った姿勢を崩さないように！　正しい姿勢で座り、からだを反らしたり、肩をすくめたりしないように注意しましょう。

YES

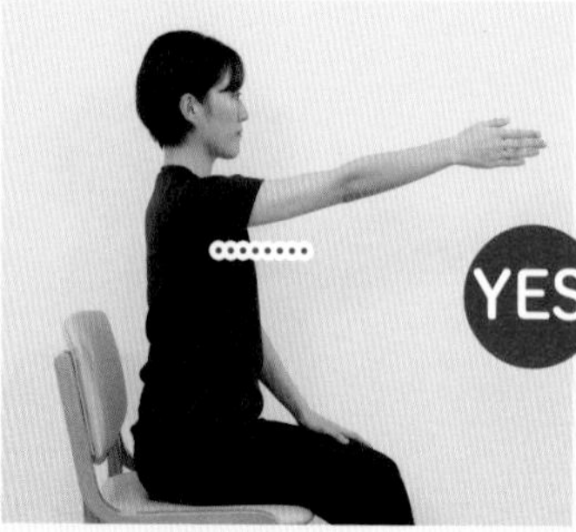

まっすぐ腕が上がる

YESの人は質問2へ

NO

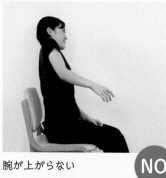

腕が上がらない

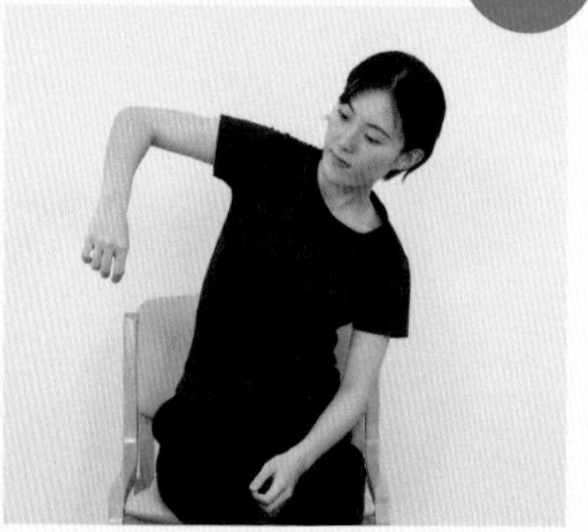

腕が横に開いてしまう
肘が曲がってしまう

STEP 1

質問 2

自力で指を開くことができますか？

ここに注意！

手首の位置をまっすぐに！　手首を内側に曲げると自然に指が開こうとします。正確に判断するためには、テーブルや机の上に、手のひらを上に向けておき、手首の位置をまっすぐにした状態で開けるかチェックしましょう。

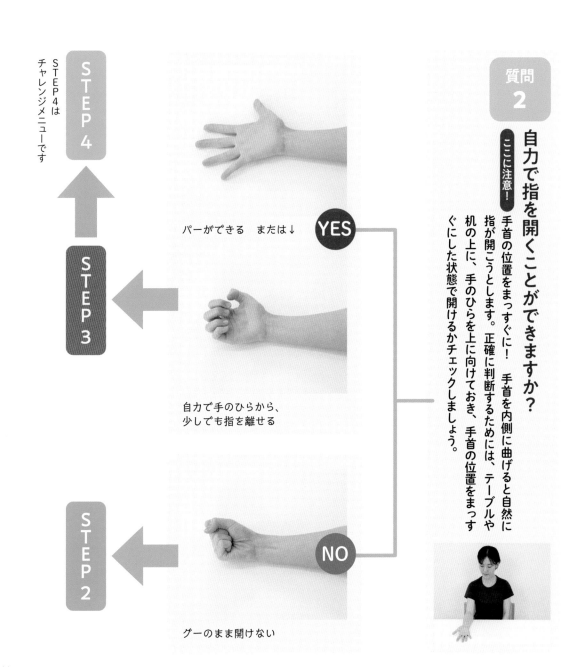

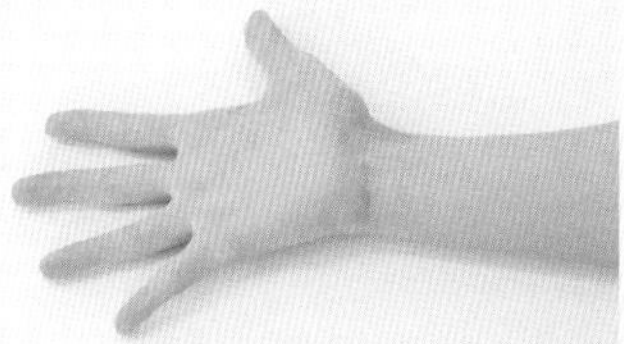

YES

パーができる　または↓

→ STEP 4

STEP4はチャレンジメニューです

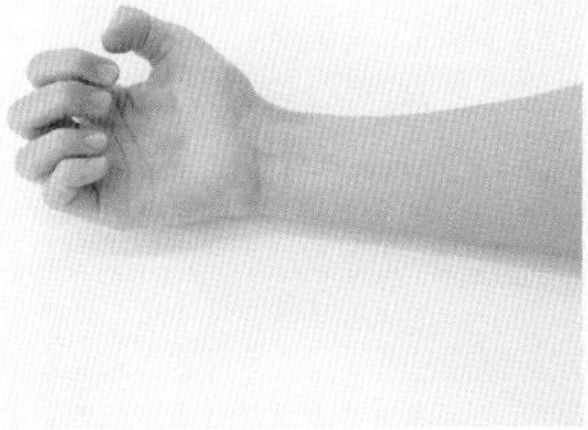

自力で手のひらから、
少しでも指を離せる

→ STEP 3

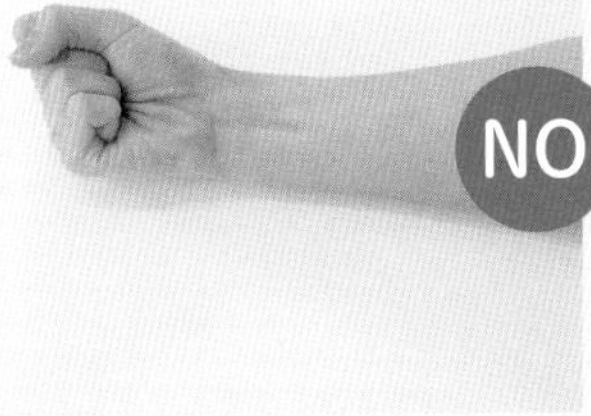

NO

グーのまま開けない

→ STEP 2

● STEP別訓練ポイントと回復を促す治療法

STEP 1（腕が上がらない人）

ストレッチ＋肩周りの筋肉を鍛える運動から

●マヒの程度と注意点

マヒした腕や手を動かさないままでいると筋肉の柔軟性が低下し、さらには拘縮《こうしゅく》という関節を動かせる範囲が制限された状態を引き起こします。一度関節が硬くなってしまうと改善するためには多くの時間を要します。また腕や手を動かす際には痛みを生じることもあるため、動かすことを避けてしまいます。

痛みによる苦痛は運動意欲を低下させ、“痛いから動かさない”、“筋肉や関節がさらに硬くなる”といった悪循環を生みます。

●訓練ポイント

日頃からストレッチや関節可動域（関節を動かせる範囲）を広げる訓練をすることで、可動域に制限をつくらないことが大切です。すでに少し関節が硬くなっている場合でも、適切なストレッチを継続することで、筋肉の柔軟性は改善し、肩や肘の可動域を広げることが期待できます。

また、ストレッチに加えて肩周りの筋肉を鍛えることで、腕の動きの安定性を高めることが必要です。腕の動きを少しでも安定させることで、字を書く際に紙を押さえる、ペットボトルを開ける際に押さえるなど、「押さえ手」としてマヒ手を実生活場面で使用できることにつながります。

●回復を促す治療法

筋肉の緊張が高くなっている痙縮《けいしゅく》（つっぱり）が動作の阻害になっていることが多いので「ボツリヌス療法」（P96）が適応となります。ストレッチと同様の効果のある「ハンドジグリング」（P98）も有効です。

また、肩周りの筋肉を鍛え、筋肉の萎縮を防ぐために肩関節周囲筋や手関節を背屈する（反らす）筋肉に「低周波による電気刺激」（※1）をおこなうことも有効です。（※2）

※1：低周波による電気刺激

低周波による電気刺激は、肩関節周囲筋、手首・手指を伸ばす筋に働きかけます。「低周波治療器」は各メーカーからさまざまなものが市販されています。慈恵医大では、1セット15分を2セット・1日2回使用することをすすめています。購入時にはご本人の状態を知る主治医や担当療法士に相談しましょう。

※2：治療の選択について

各STEPの治療の選択については、主治医や担当療法士に相談することをおすすめします。

訓練ポイント

自分の状態を理解して積極的な訓練を

リハビリテーション治療には、マヒの程度やからだの状態にあった質のよい訓練がかかせません。自分にあった訓練のポイントと回復に有効な治療法を確認しましょう。

STEP 2（腕は上がるが、手指を開けない人）

支える力を高める運動を中心に

●マヒの程度と注意点

腕は上がるのですが、全身（とくに肩周り）に余計な力が入ってしまうことが多いです。姿勢が崩れた状態で動かす、痛みがあるのに無理やり動かすといった誤った方法では効率的な運動にならない可能性があります。

●訓練ポイント

STEP2では肩・肘・前腕・手首を支える力（安定性）を高めて、腕全体の操作性を向上させることを目的にしています。各部位の筋力を高めるよりも、腕を動かす際に力が入りすぎないというような“動作の質”を高めることを重視します。そのため、訓練メニューには机上での訓練を多く紹介しています。

また、指の機能の改善を目的に、物をつまむ訓練をはじめ、マヒ手に生活用具を持たせて使用するなど、積極的に生活場面にマヒ手を参加させていくことが大切です。

●回復を促す治療法

ボツリヌス療法が適応となります。一部、磁気刺激療法と集中的作業療法を組み合わせた「NEURO《ニューロ》®」（P94）や最新療法の「体外衝撃波療法」（P98）も適応となります。また、ボツリヌス療法とNEURO® の併用療法、ハンドジグリングも有効です。

STEP 3（腕が上がり、手指が開く人）

腕と手を滑らかに動かすために

●マヒの程度と注意点

腕は上がり、指を開くことができますが、実際に手を使う際にはぎこちない動きになってしまうことや、生活場面でマヒ手を十分に使えていないことも少なくありません。

●訓練ポイント

STEP3では、肩・肘・前腕・手首・指の滑らかな動きの獲得と、指先で物を固定する力や細かく指先を動かす能力を高めることを目的とします。

訓練する際は、訓練の量だけでなく、“動作の質”を高めることを意識します。手首や指を動かすときに肩周りに力が入ってしまうことが多いため、肩の力を抜くことや、適宜ストレッチをはさみ、からだを動かしやすい状態にしてから取り組むとよいでしょう。日常生活ではマヒ手を多くの場面に参加させ、手を使用する頻度を増やしていきましょう。

●回復を促す治療法

NEURO® 、またはボツリヌス療法が適応となります。ボツリヌス療法とNEURO® の併用療法も十分な効果が期待できます。ハンドジグリングも有効です。

STEP 4 （次の段階へステップアップ）

日常生活でどんどんチャレンジ！

●訓練ポイント

STEP3の人は訓練を積み重ねながらSTEP4にチャレンジしてください。

STEP4では、肩から指にかけて、“より滑らか”で、“素早く”、“力強い”動きの獲得をめざします。STEP3の訓練メニューで重りをつけてみたり、時間や回数を設定してスピードをつけてみたり、からだに少し負荷をかけながら訓練をしてみましょう。

また、日常生活ではどんどんマヒ手を使用するようにしてください。積極的に手を使い、より難易度の高い動作の獲得をめざしましょう。

手を長時間使用した後は、ストレッチや筋肉を揉みほぐすなどのアフターケアをすることをおすすめします。疲れが溜まっている場合や、関節や筋肉に痛みがある場合は無理をせずに、からだを休めるようにしてください。

●回復を促す治療法

磁気刺激療法と集中的作業療法を組み合わせたNEURO® が適応となります。

がんばって訓練している患者さんの声

- 自主訓練を継続することで、腕が動かしやすくなりました。
- 関節のこわばりがやわらぎます。
- 指が伸びやすくなりました。
- ストレッチは筋肉が伸ばされ気持ちがよい（痛みが軽減する）。
- 紙を持つなどできなかったことが、少しずつできるようになってきました。
- 少しずつ腕や手が動かせるようになりモチベーションがアップします。
- 少しずつ機能が変化してきているのを実感・経験しているため、訓練は続けないとダメだと思っています。
- やればよくなります。やらないと腕が重いです。
- やらないと固まってしまう。やるとやわらかくなるので続けたいです。
- 毎日続けることが大切。あきらめないで続けること、継続は力なり。
- 最初はできないことが多く、段階をつけてやっています。できることを絞りながら、できるようになったら次の訓練をやっていく。そうしないとできなくて飽きてしまうから。
- 寝る前に必ずストレッチをしています。そのときの痛みによって自分のからだの状態を知ることができます。
- 仕事や家事、育児などで忙しいため、時間を有効に使えるよう、ながら運動を実践しています。
- トイレに行ったついでにストレッチしています。

（慈恵医大病院の患者さんのアンケートより）

Part 2
毎日チャレンジ実践編

毎日、取り組んでほしい訓練をSTEP1、STEP2、STEP3、STEP4の４つの段階に分けて紹介します。各STEPの前にはストレッチをおこないます。ストレッチをすることで、その次の訓練をしやすくします。

写真は一部を除き右マヒの例です

左マヒの人は写真を参考に左右逆で訓練してください。

STEPの前に

ストレッチから始めよう

STEP1～4の訓練を始める前には準備体操（ウォーミングアップ）としてストレッチをおこないます。上肢マヒを改善するための重要な筋肉ごとに紹介しています。

マヒの程度にかかわらず、すべての人が対象です。

効果

- 硬くなっている筋肉の柔軟性が得られ、次におこなう動きの助けになります。
- どこの筋肉を伸ばしているのか意識しながらおこなうことで、硬くなっている部位がわかります。
- 毎日継続することで、機能低下を予防することができます。

いつやるか

- STEP1～4の訓練を始める前、また、訓練中に筋肉のつっぱりを感じたときにもおこないます。
- 仕事や家事の合間にできるものもあります。
- 入浴中や入浴後はからだが温まっているためとくに効果的です。

やり方のポイント

❶ ゆっくり、30秒ほどキープ

勢いをつけたり、瞬間的に力を加えると筋肉が緊張してしまって逆効果です。“ゆっくり”を心がけましょう。

❷ 筋肉が伸びるのを意識する

筋肉に心地よい伸張感が生じる程度が適切です。紹介する筋肉ごとにできそうなポーズを選んでおこないます。

❸ 痛みが出たら

痛みの生じ方は個人差があります。とくに痙縮《けいしゅく》が強い場合、動かし始めに痛みを生じることがしばしばあります。最初はつっぱり感があっても、時間をかけてゆっくりと筋肉を伸ばすことで軽減していきます。

注意したい痛み

骨まで響くような強い痛みを感じたり、ゆっくりおこなっても強い痛みが持続したりする場合は、無理をせずに途中でやめましょう。専門の医師や療法士にアドバイスをもらうようにしましょう。

肩のストレッチ①
大胸筋を伸ばす

大胸筋は、腕を内側に動かしたり、物を引っ張ったりするときに働きます。大胸筋を伸ばすと、肩関節を動かしやすくなります。大胸筋をはじめ筋肉ごとにいくつかのポーズを紹介します。できそうなポーズを選んでおこないましょう。

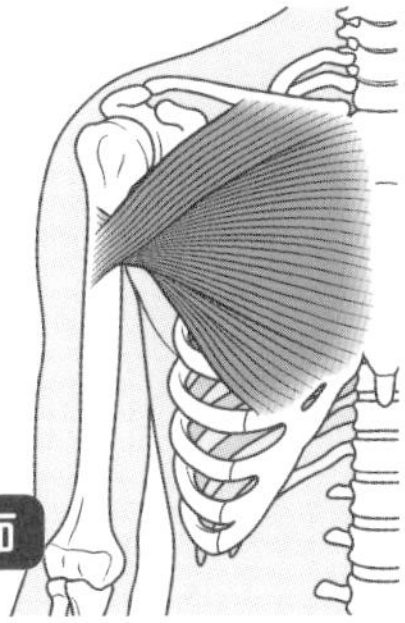

からだの前面

大胸筋《だいきょうきん》

からだの前面の胸にある扇状の形をした大きな筋肉

仰向けに寝て手を組んで頭上に上げる

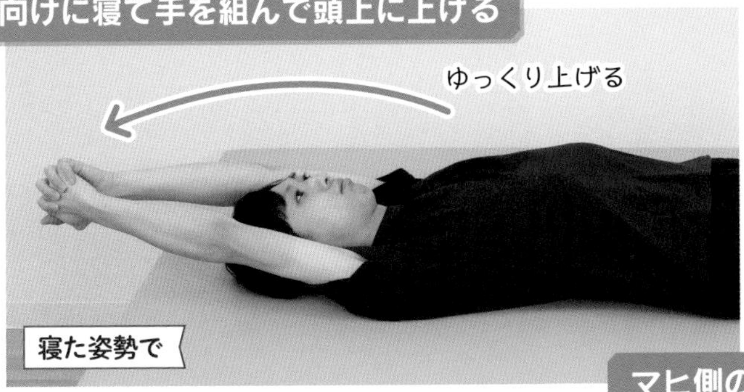

マヒ側の手首を引いて胸を張る

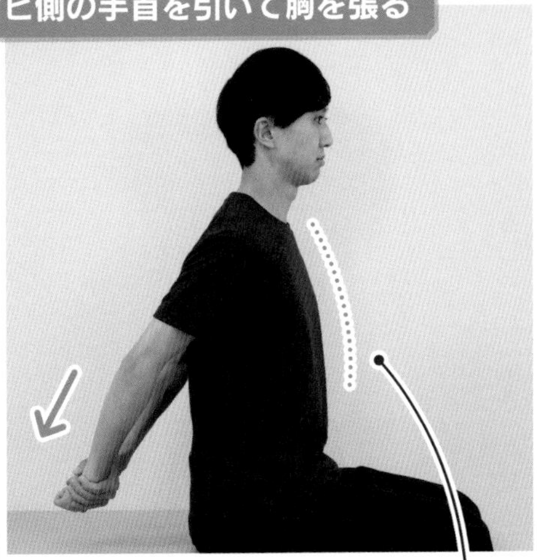

筋肉が伸びるのを
感じながらおこないましょう

頭の後ろで手を組み、腕を広げる

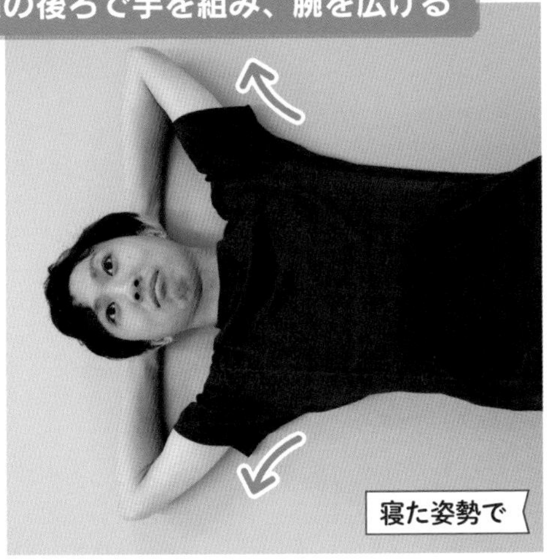

肩のストレッチ②

広背筋を伸ばす

広背筋は背中ではもっとも大きく、腕を後方に上げたり、内側に引き寄せたりするときに使われる筋肉です。広背筋を伸ばすと肩周りの柔軟性を獲得でき、血行が促進されて肩周りや背中の筋肉がほぐれます。

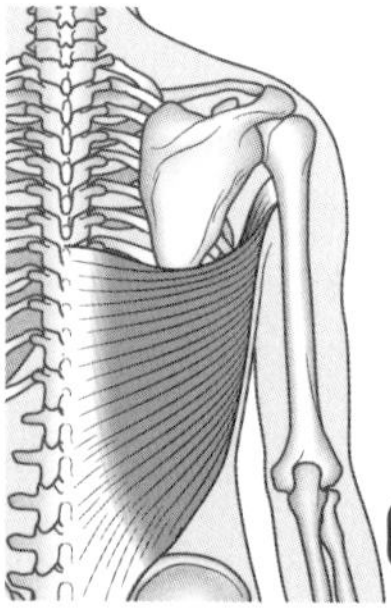

からだの後面

広《こう》背《はい》筋《きん》

からだの後面にあるもっとも大きな面積を持つ筋肉

マヒ側の手を持ち、反対のほうへ倒す

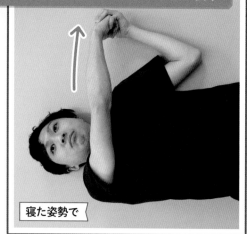

マヒ側の手首を持ってからだごと倒す

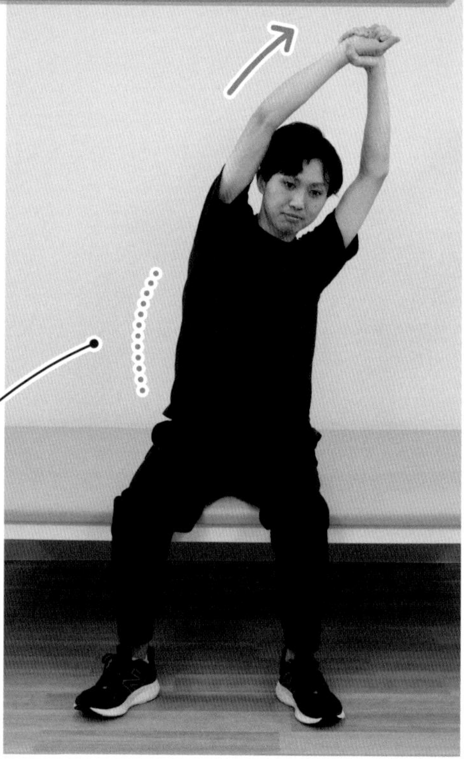

筋肉が伸びるのを
感じながら
おこないましょう

肩のストレッチ③
肩甲骨周囲筋を伸ばす

肩甲骨周囲筋には、腕を内側にひねる動作に作用する筋肉と腕を外側にひねる動作に作用する筋肉があります。肩甲骨周囲筋を伸ばすと肩の柔軟性を向上させ肩関節も動かしやすくなります。

棘上筋《きょくじょうきん》・棘下筋《きょくかきん》・小円筋《しょうえんきん》

腕を外側にひねる働きをする

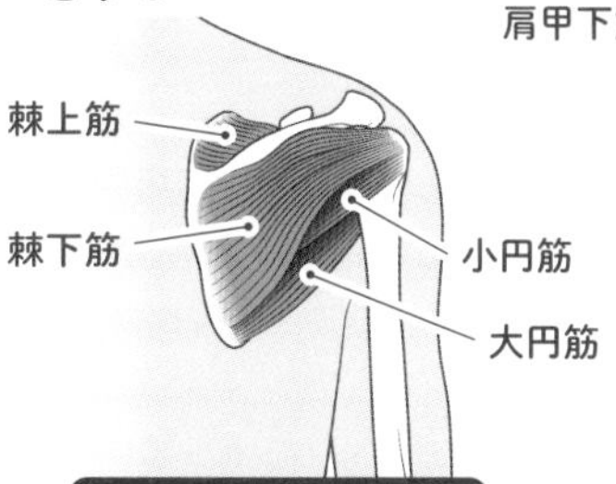

右腕（からだの後面）

肩甲下筋《けんこうかきん》・大円筋《だいえんきん》

腕を内側にひねる働きをする

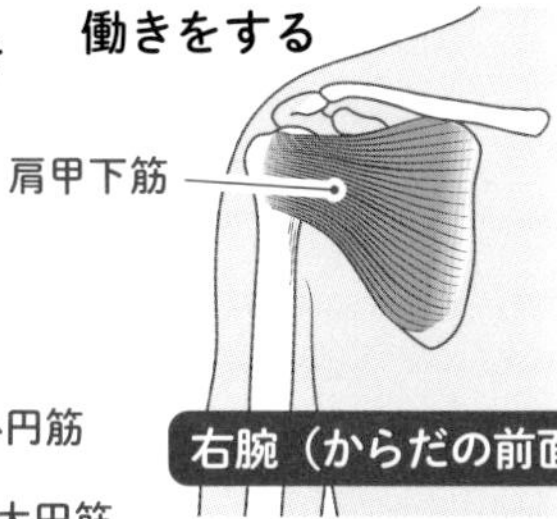

右腕（からだの前面）

マヒ側の手首を持って腕をゆっくり下に押す

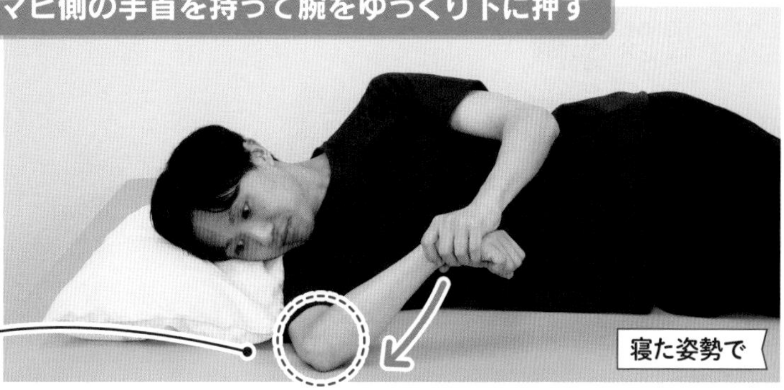

マヒ側の肘は
下につけた状態で

マヒ側の手を腰においてマヒのないほうの手で肘を内側に引き寄せる

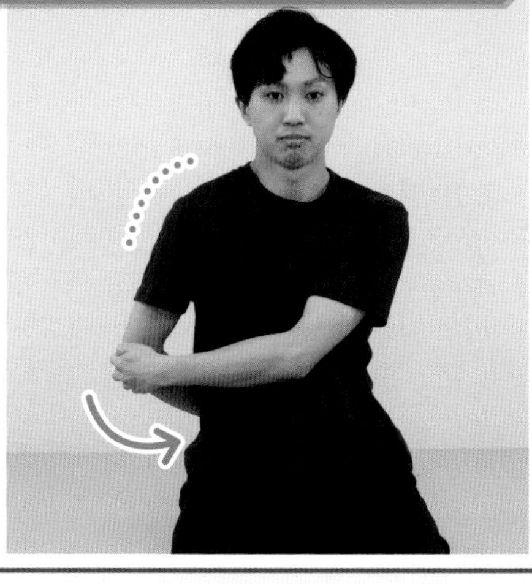

背中側でマヒ側の前腕を引く

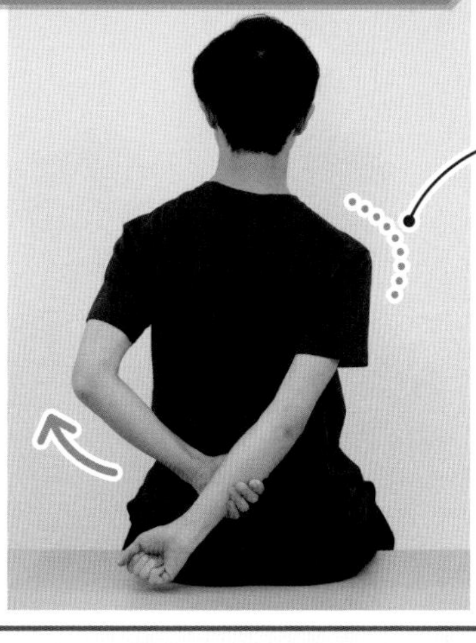

筋肉が伸びるのを
感じながら
おこないましょう

肘のストレッチ①

肘関節屈筋を伸ばす

肘関節を曲げる働きをする肘関節屈筋には、上腕二頭筋、上腕筋、腕橈骨筋があります。肘関節屈筋を伸ばすと肘関節の可動域を保つことができます。動きもスムーズになります。

上腕《じょうわん》二《に》頭《とう》筋《きん》・上腕《じょうわん》筋《きん》・腕《わん》橈《とう》骨《こつ》筋《きん》

上腕二頭筋は力こぶをつくるときに盛り上がる筋肉。上腕筋、腕橈骨筋とともに肘関節に関わる

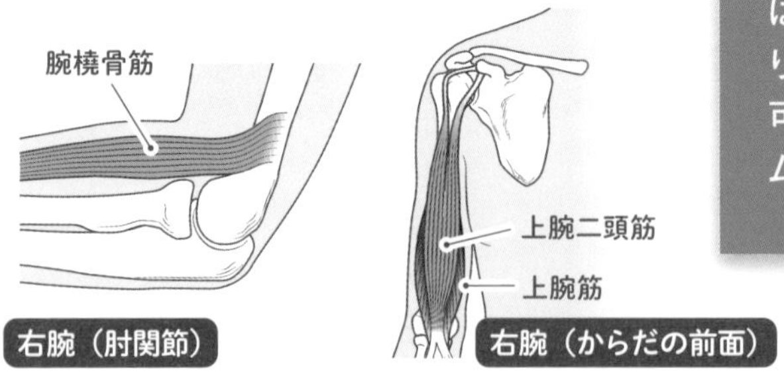

テーブル上での肘のストレッチの際にはタオルを敷きましょう

マヒ側の手のひらをつき、体重を少しかけて肘を伸ばす

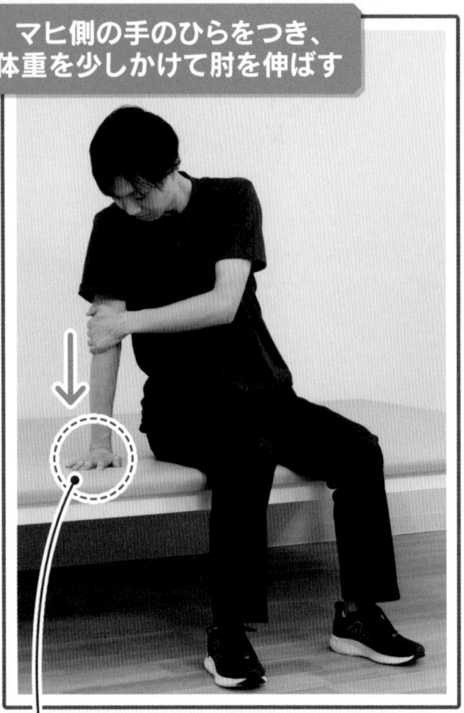

手の位置に注意。指は前向きに。指を後ろ向きにすると回内筋（P22）のストレッチにもなります

マヒ側の手を持って肘を前に伸ばす

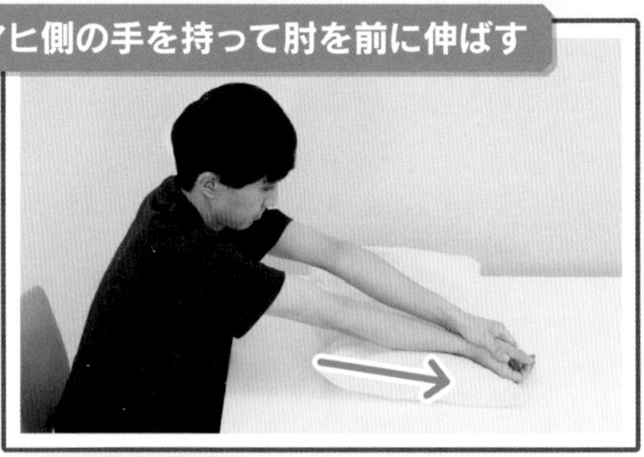

マヒ側の手首を持って肘を伸ばす

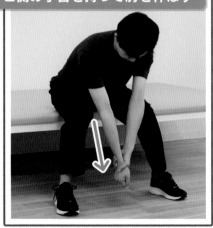

肘のストレッチ②

上腕三頭筋を伸ばす

上腕三頭筋は、肘関節を伸ばす働きをします。主に物を押す動作をする際に使われます。肩甲骨とも繋がっているため、上腕三頭筋を伸ばすことで、肩の動きをスムーズにし、腕を上げやすくなります。

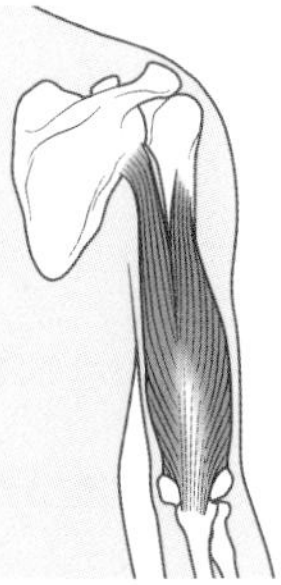

上《じょう》腕《わん》三《さん》頭《とう》筋《きん》

腕の裏側にある腕全体の筋肉の約3分の2を占める筋肉。二の腕にあたる部分にある

右腕（からだの後面）

マヒ側の肘を持ち、胸の前で腕を引き寄せる

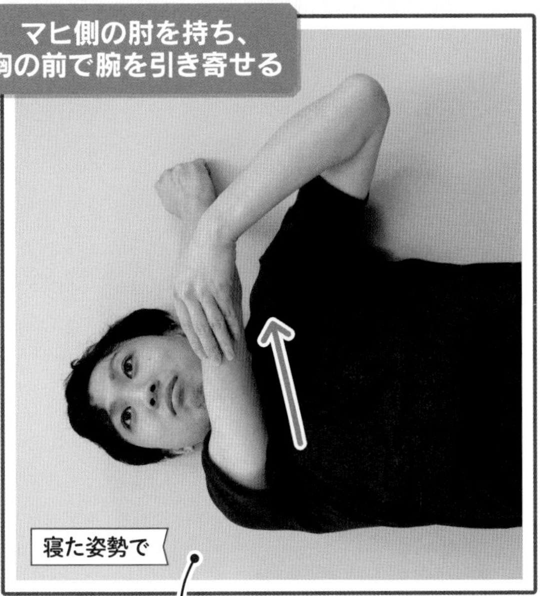

座った姿勢でも同様にできます

マヒ側の肘をテーブルにのせ、肩のほうに押して伸ばす

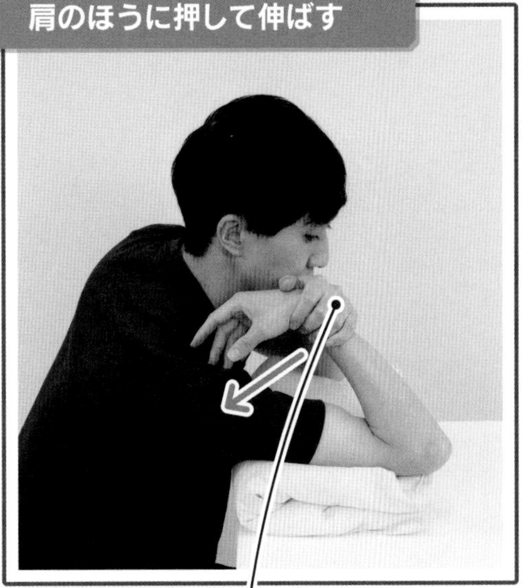

マヒのないほうの手で手首を持ちましょう

前腕のストレッチ

回内筋を伸ばす

肘を曲げて手のひらを下に向ける動作を回内といいます（上に向ける動作は回外）。回内筋はこの動作に作用し、方形回内筋、円回内筋があります。回内筋を伸ばすと肘や手首の関節の硬さがやわらぎ、肘を曲げたり伸ばしたり、手のひらを返したりという動作を助けます。

方《ほう》形《けい》回《かい》内《ない》筋《きん》・円《えん》回《かい》内《ない》筋《きん》

方形回内筋は前腕前面の最深層にあり、幅が約3～4cmの平らな筋肉。円回内筋は浅層にある

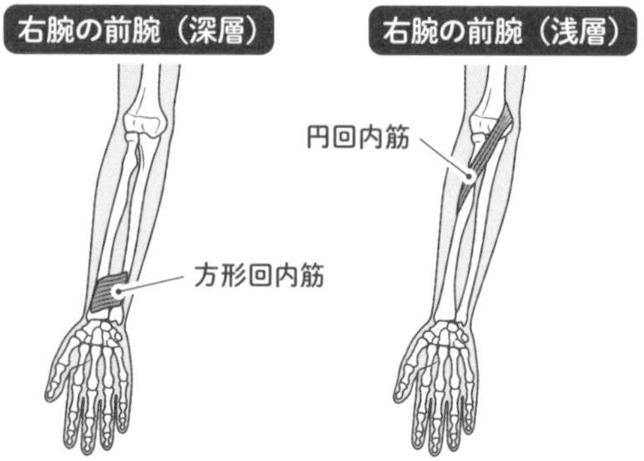

マヒのないほうの手でマヒ側の手のひらをゆっくり外側に押す

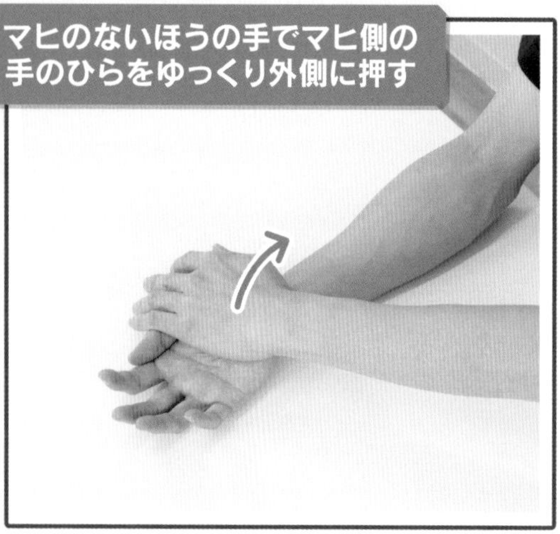

マヒ側の手のひらをつき、体重をかけて伸ばす

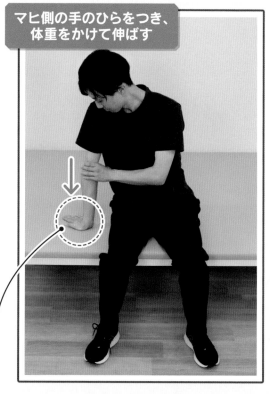

手の位置に注意。指は後ろ向きに

手首のストレッチ
手関節屈筋を伸ばす

手関節屈筋には手首の親指側にある橈側手根屈筋と小指側にある尺側手根屈筋があります。手首を曲げ、関節を親指側、小指側に曲げる働きをします。手関節屈筋を伸ばすことで手首の関節の硬さをやわらげ、動きをスムーズにします。

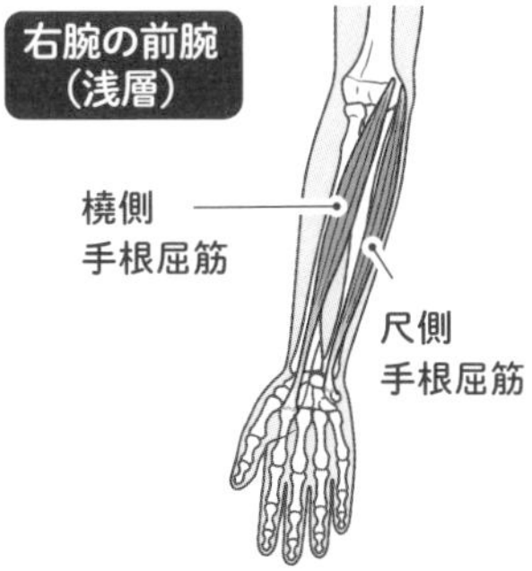

橈《とう》側《そく》手《しゅ》根《こん》屈《くつ》筋《きん》

前腕前面の浅層に位置し、手首の親指側にある

尺《しゃく》側《そく》手《しゅ》根《こん》屈《くつ》筋《きん》

手首の小指側にある

マヒ側の指を持って
肘関節を伸ばして手首と指を反らす

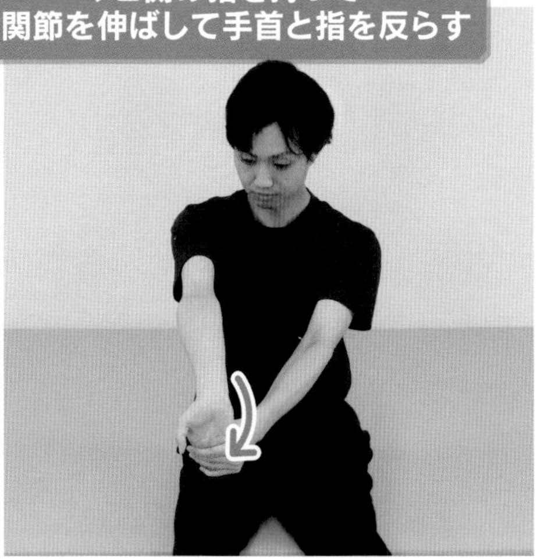

テーブルの端を使って
マヒ側の手首を反らす

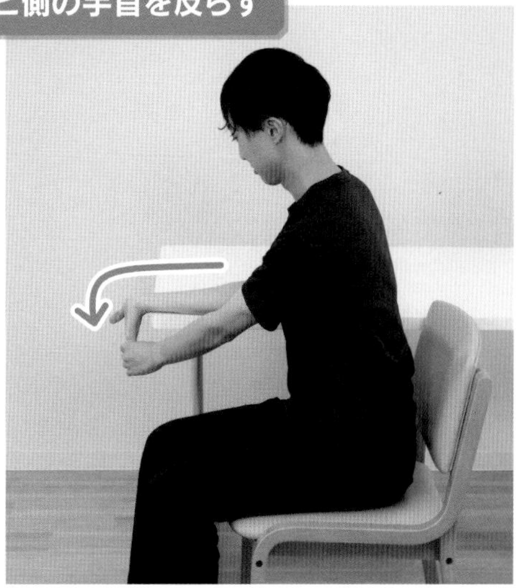

指を組んでマヒ側の手首を反らす
ようにマヒのないほうの手で押す

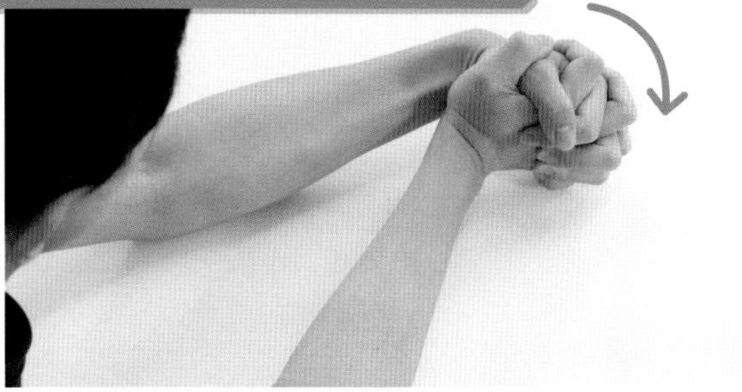

手指のストレッチ①

手指屈筋を伸ばす

深指屈筋は指の第1関節、浅指屈筋は指の第2関節を曲げる働きがあります。手指屈筋を伸ばすことで、曲がった状態になった手指の関節の硬さをやわらげて、指をまっすぐに伸ばす動作を助けます。2つの筋肉を同時に伸ばすことを心がけましょう。

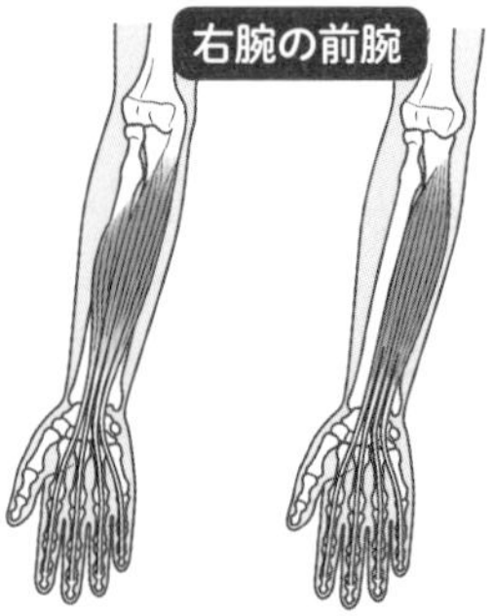

深《しん》指《し》屈《くっ》筋《きん》・浅《せん》指《し》屈《くっ》筋《きん》

手指屈筋は肘の内側(小指側)から指までついている筋肉。深層には深指屈筋、浅層には浅指屈筋がある

マヒ側の指を1本ずつ、反らす

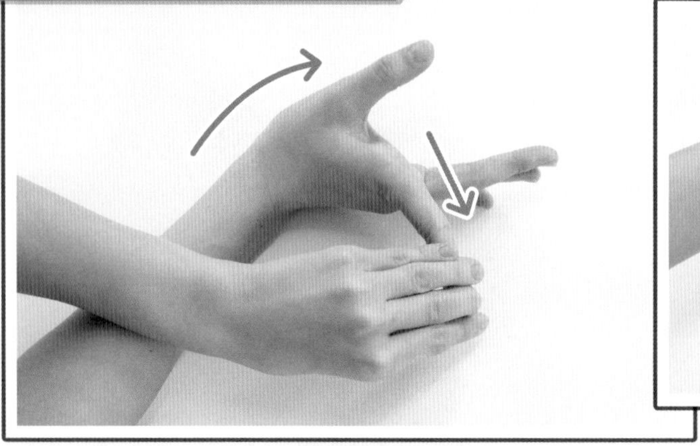

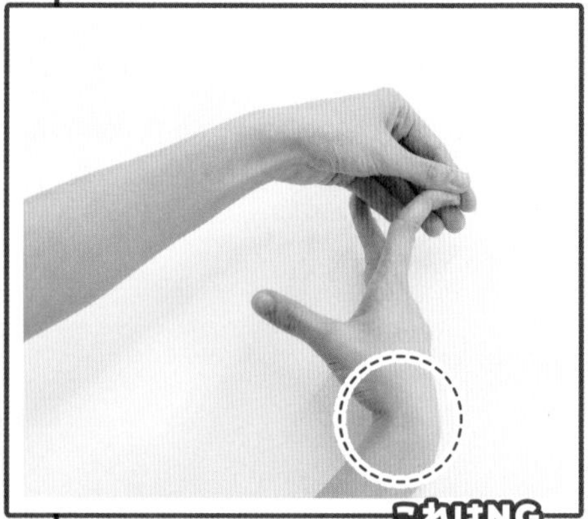

これはNG

手首が内側に
向かないように

**テーブルの端を使って
マヒ側の手首と指を反らす**

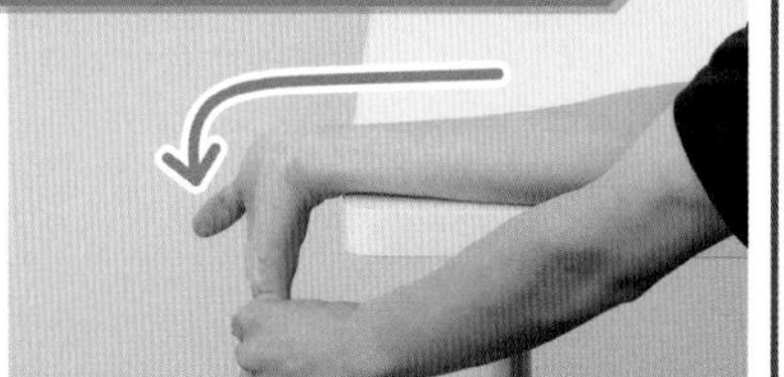

手指のストレッチ②

母指内転筋・母指対立筋を伸ばす

母指球（親指のつけ根にあるふくらみのところ）には物をつかむ動作に使う筋肉がついています。主な筋肉は母指内転筋と母指対立筋です。日常生活で物をにぎる、つまむなど重要な働きを担っています。

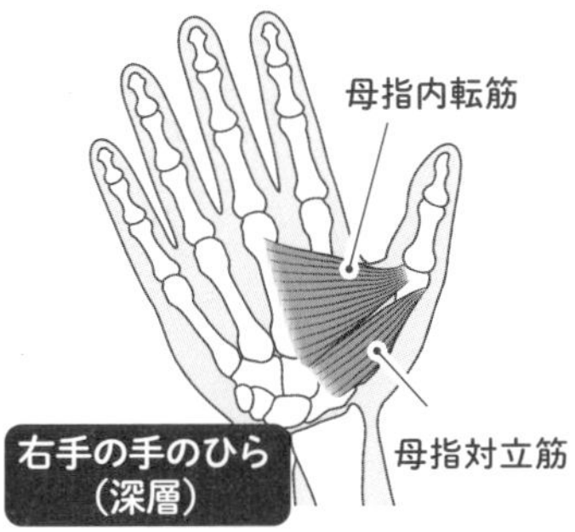

母《ぼ》指《し》内《ない》転《てん》筋《きん》・母《ぼ》指《し》対《たい》立《りつ》筋《きん》

手掌の深層に位置する筋肉で母指球にある筋肉

マヒ側の親指をつかみ、根元から外側に広げる

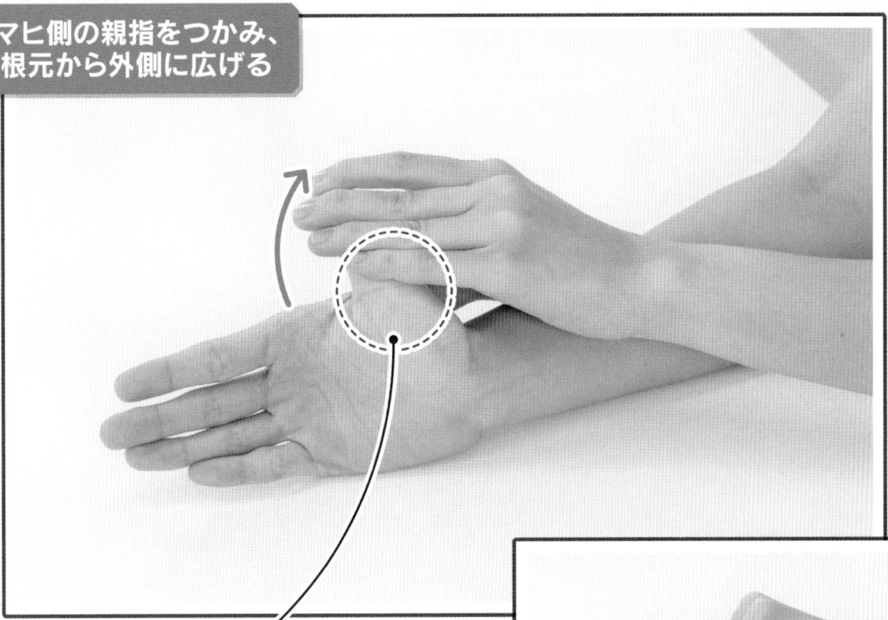

根元から伸ばしましょう

これはNG

母指球の部分がガクッと落ちこむように親指を伸ばすのは不適切な方法です。指先だけを持たないように注意しましょう

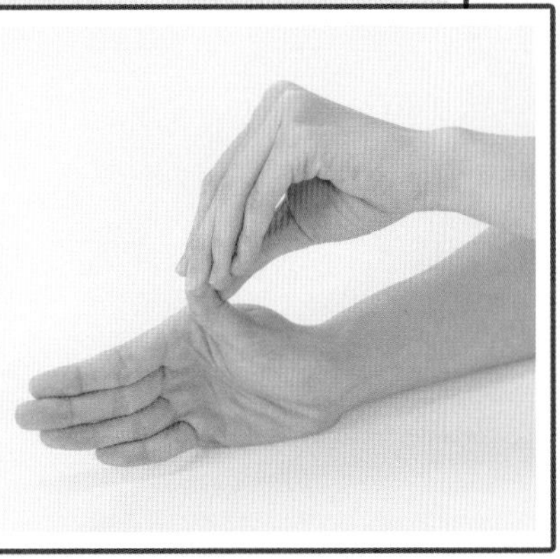

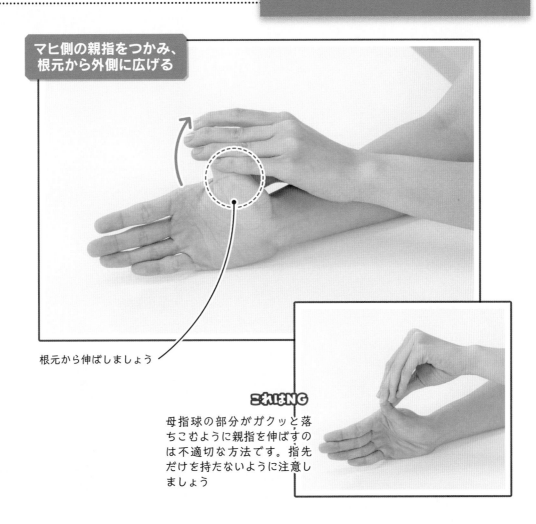

手指のストレッチ③
虫様筋・骨間筋を伸ばす

虫様筋は、指のつけ根部分の関節を曲げたり、その先の関節を伸ばす役割を持ちます。物をつまむときなどに働く筋肉です。骨間筋は指を広げたり閉じたりする役割を持っています。手指の筋肉は硬くなりやすいため、❶〜❸の順にすべておこないましょう。

虫《ちゅう》様《よう》筋《きん》・骨《こつ》間《かん》筋《きん》

虫様筋は親指以外の4本の指に付着している。骨間筋には手の甲側の背側骨間筋と手のひら側の掌側骨間筋がある

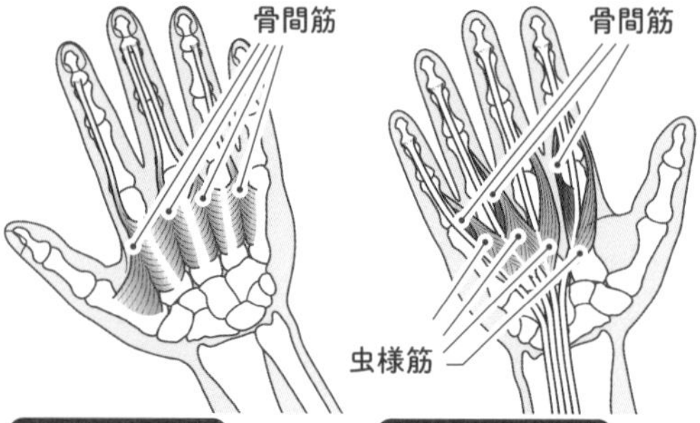

背側
骨間筋
掌側
骨間筋
虫様筋
右手の手の甲
右手の手のひら

❶マヒ側の指を1本ずつ、反らす

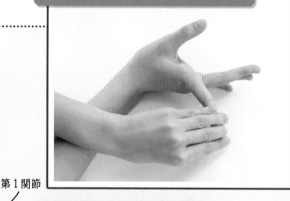

❷マヒ側の指の第1・2関節を曲げ、指を反らす

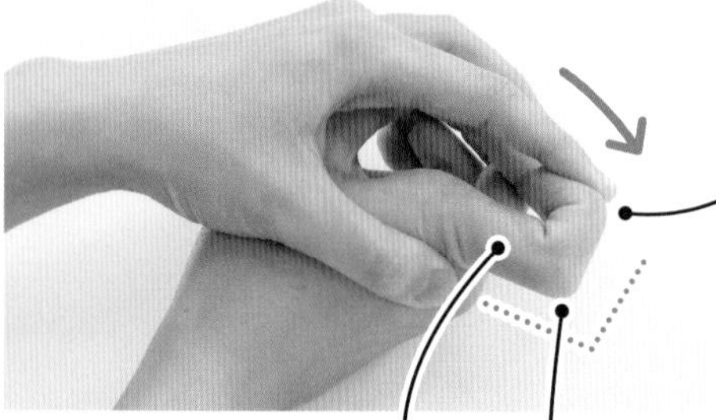

第1関節
指を曲げて
押し込みます
第2関節

❸マヒ側の指の間を開き、1本ずつ小指まで繰り返す

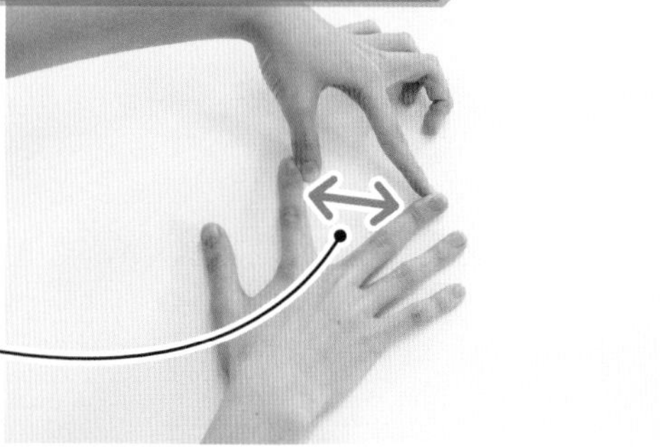

人さし指と中指、
中指とくすり指、
くすり指と小指、
と順に広げます

ストレッチが終わったら

STEPの訓練に進もう（STEPページの使い方）

マヒの程度にあわせて選んだSTEPの難易度が高いと感じたら、無理をせず1段階下のSTEPに変更しましょう。回復の過程にあわせて、STEPを重ねながら訓練をおこないます。

STEP1

腕が上がらない人

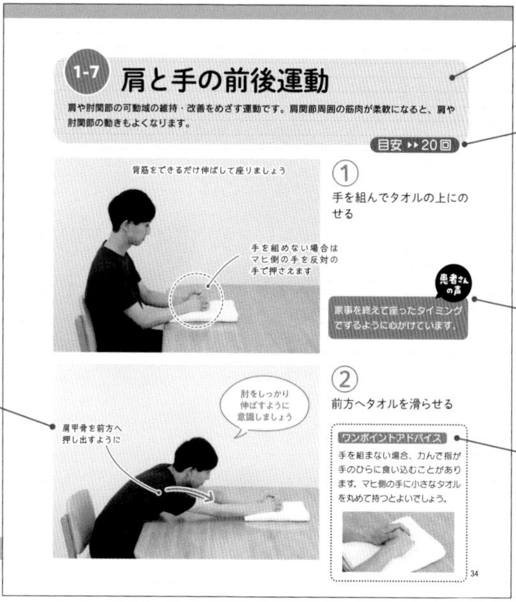

訓練の目的や効果を紹介しています

1回あたりの訓練でおこなう回数や時間の目安です。体調と状況に応じて1日2～3セットおこなうとよいでしょう

訓練に励む患者さんからのコメントです

動作の注意点を記しました

とくに注意が必要な場合や効果的な進め方のアドバイスです

STEP2

腕は上がるが、手指を開けない人

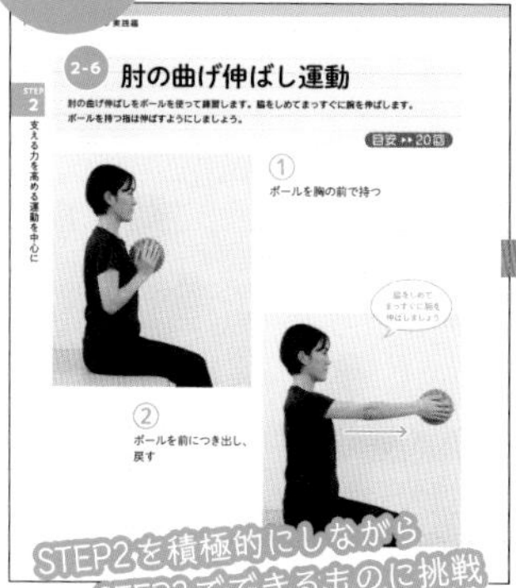

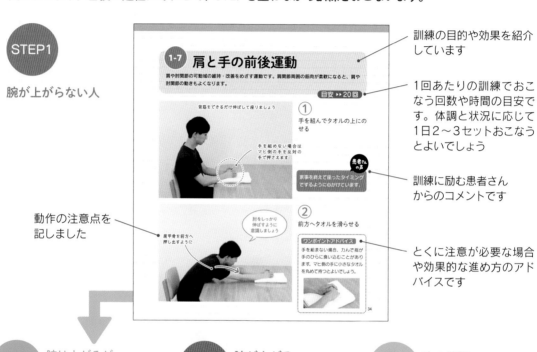

STEP2を積極的にしながら
STEP3でできるものに挑戦

STEP3

腕が上がる、手指が開く人

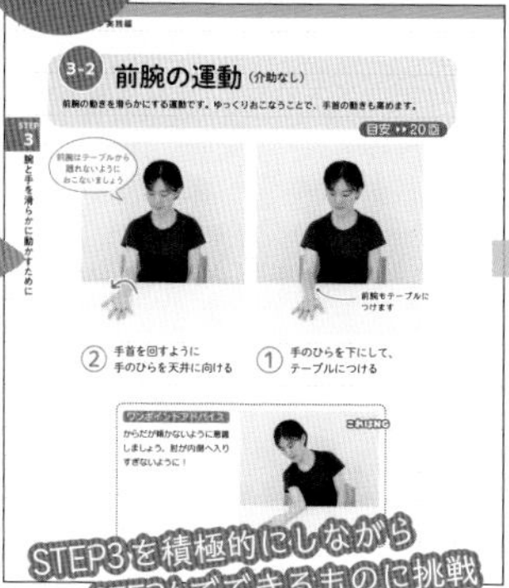

STEP3を積極的にしながら
STEP4でできるものに挑戦

STEP4

次の段階へステップアップ

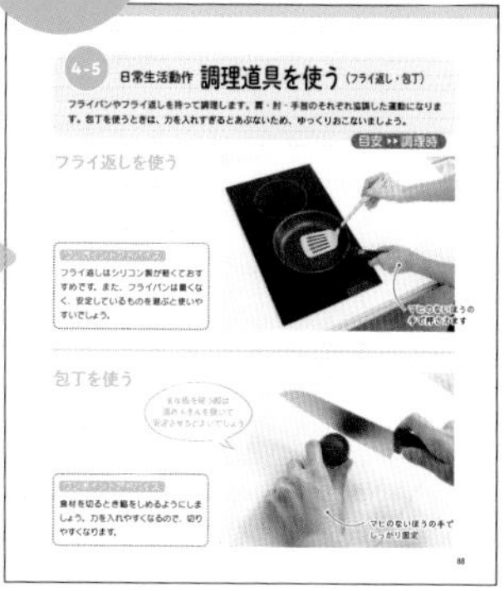

STEP 1

肩周りの筋肉を鍛える運動から

肩周りの筋肉を鍛えることで、腕の動きの安定性を高めます。また物を押さえる「押さえ手」を獲得する運動を紹介します。

【対象】肘を伸ばした状態で腕が上がらない人

1-1 バンザイ運動（寝て）

頭上に手を上げることによって肩関節の硬さをやわらげ、可動域を保ちます。肘は伸ばしたままを意識してゆっくり上げます。訓練中は腕が左右対称に動くように意識しましょう。

目安 ▸▸ 20回

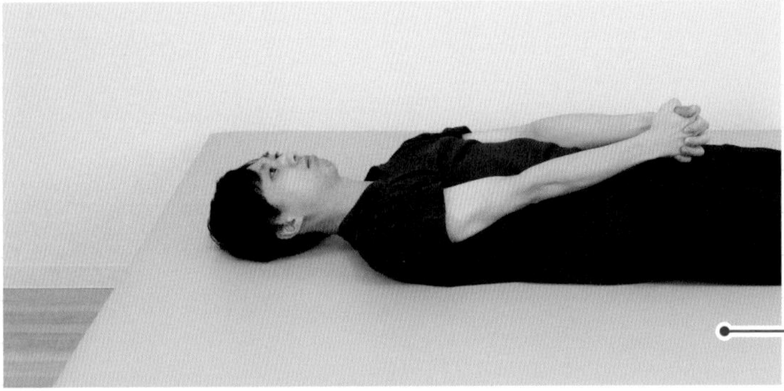

① 手を組んで肘を伸ばす

たたみの上や硬めのマットの上がよいでしょう

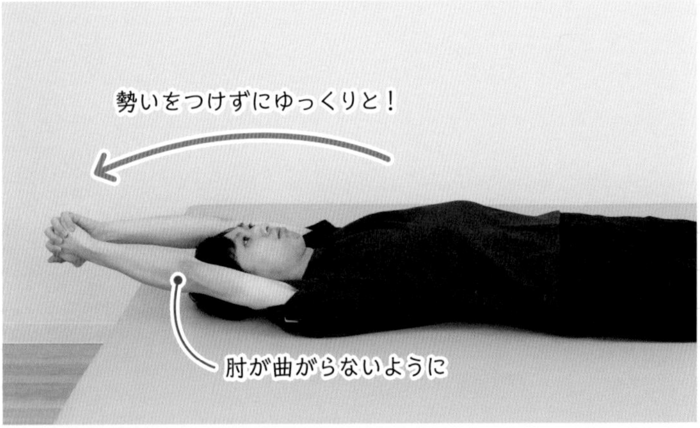
勢いをつけずにゆっくりと！
肘が曲がらないように

② 頭の上にバンザイするように持っていく

患者さんの声

朝起きたときや寝る前におこなっています。

1-2 肩と肘の分離運動（両手）

天井に向かって手を上げます。マヒ側の肩と肘の動きを助け、意図せずに肩と肘がいっしょに動いてしまう動き（共同運動）を改善し、可動域を保ちます。

目安 ▸▸20回

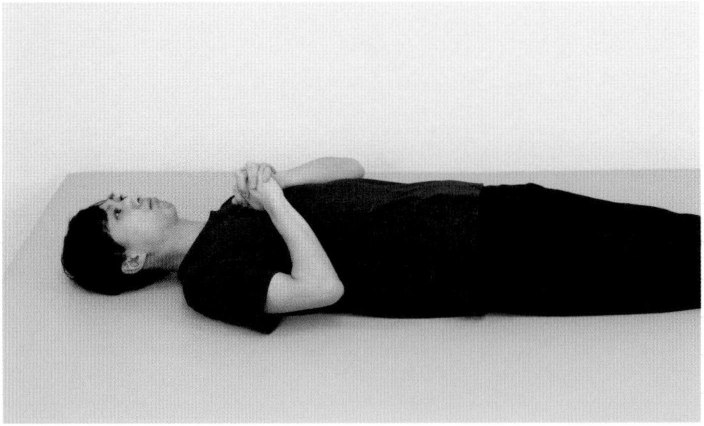

① 胸の上で手を組む

② 天井に向かって肘を伸ばす

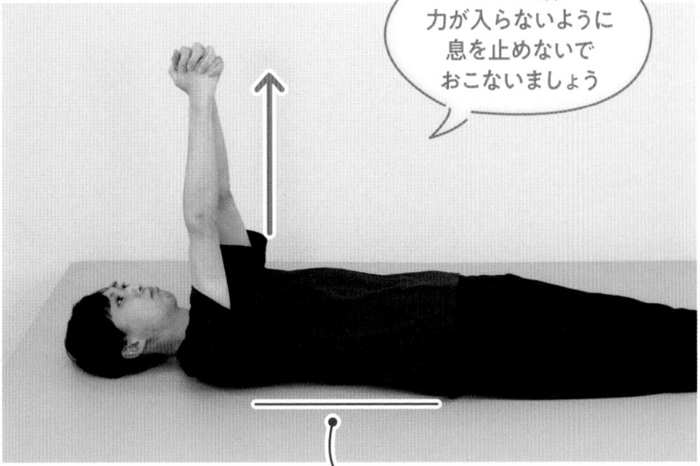
からだ全体に
力が入らないように
息を止めないで
おこないましょう
背中が反らないように

ワンポイントアドバイス

マヒ手の動きを目で確認しましょう。目的通りの動きができているのかを確認すれば質の高い動作につながり、運動学習効果が得られます。すべての訓練メニューに共通です。

1-3 肩と肘の分離運動（片手）

マヒ側の手を額にのせた状態から真上に上げます。マヒ側の肩・肘関節の硬さをやわらげ、筋力を強化します。

目安 ▸▸ 20回

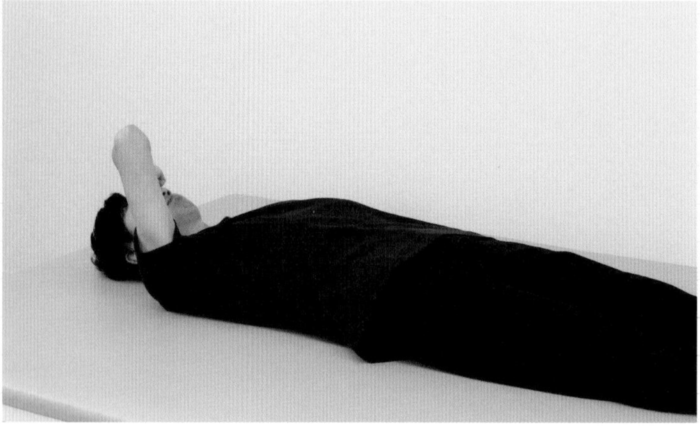

①
マヒ側の手を額にのせる

②
天井に向かって
肘を伸ばす

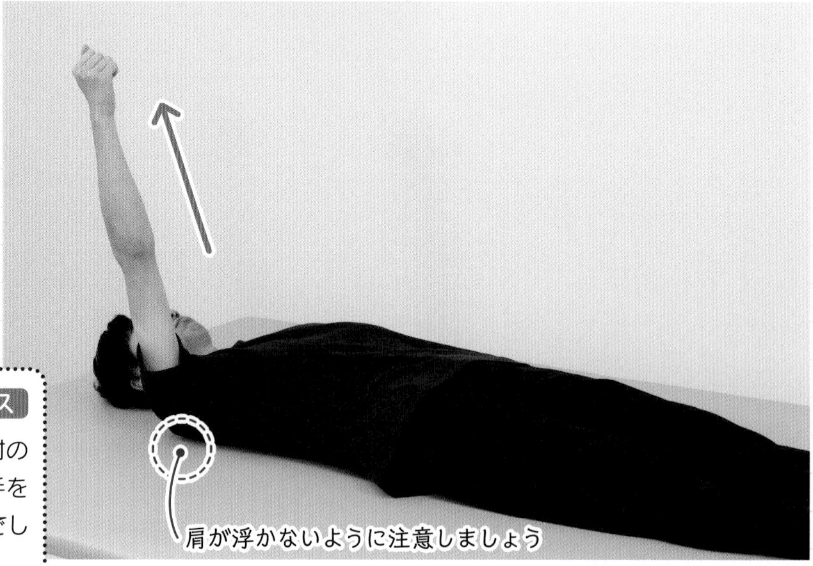

ワンポイントアドバイス

片手で難しい場合は、反対の手で肘を押さえたり、両手を組んでおこなってもよいでしょう。

1-4 肩甲骨つき出し運動

肩甲骨の安定性を高め、肩の重みを軽減します。肩甲骨に重みを感じる人、肩が後方に引けてしまいがちな人にもおすすめです。

目安 ▸▸ 20回

①

手を組んで、天井に向けて肘を伸ばす

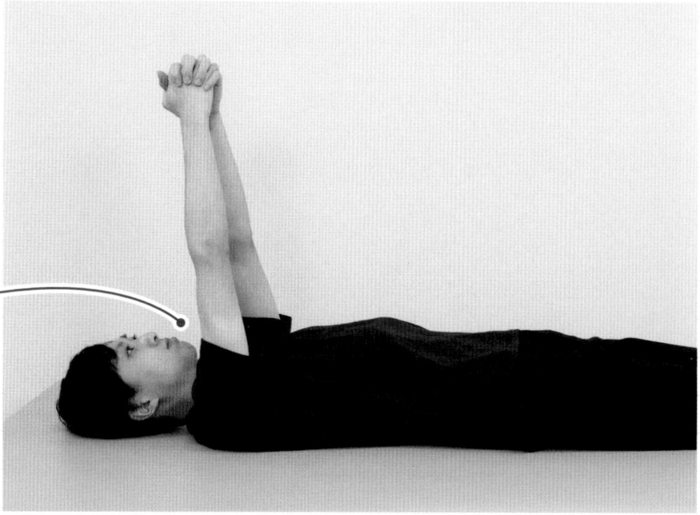
あごが前に
出ないように

②

肘を伸ばした状態のまま腕を天井に押し出すように動かし、力を抜いてもとの位置に戻す

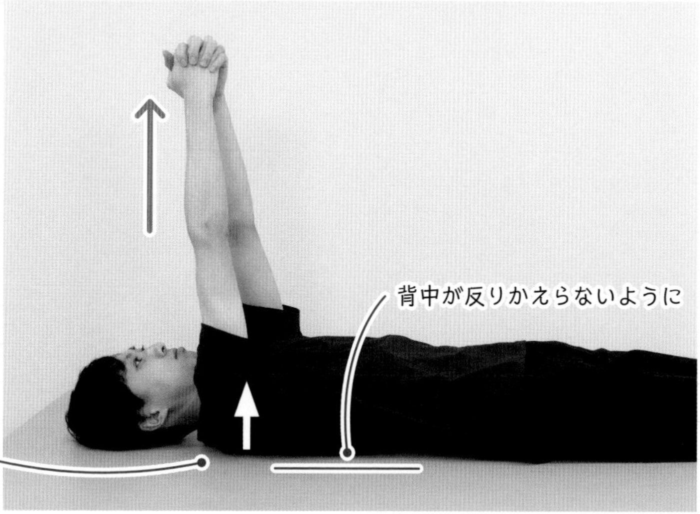
背中が反りかえらないように
肩甲骨が床面から少し離れる程度でよいです

1-5 バンザイ運動（座って）

背筋をまっすぐに伸ばしましょう。背中が曲がっていると肩甲骨の動きをうまく引き出すことができません。左右対称に動くように意識して、ゆっくりおこないましょう。

目安 ▸▸ 20回

① マヒ側の手首を反対の手でつかんで肘を伸ばす

患者さんの声

職場では仕事が落ち着いたタイミングでおこなうようにしています。

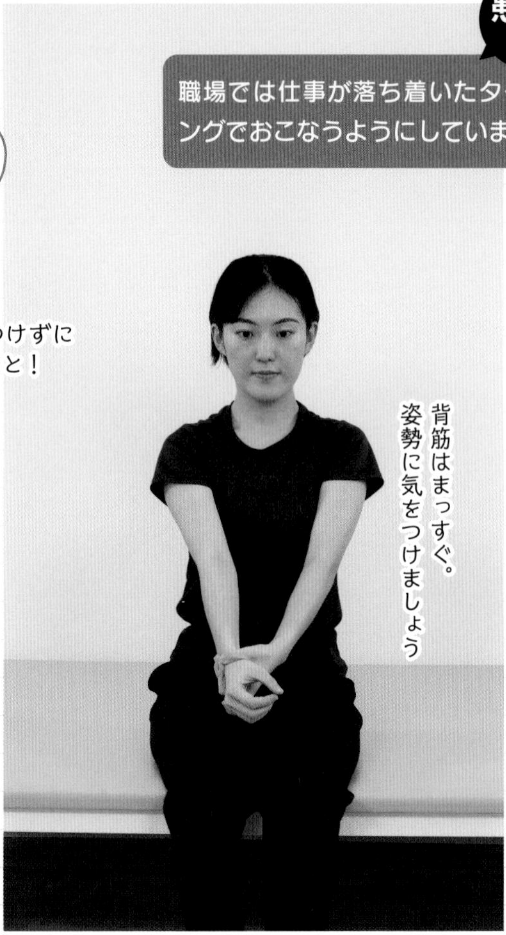

背筋はまっすぐ。
姿勢に気をつけましょう

② 上げられる高さまで上げる

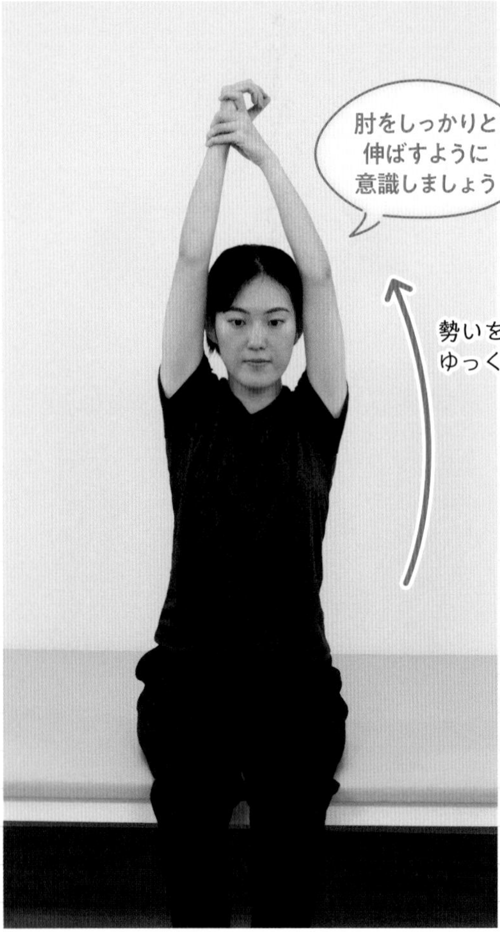

肘をしっかりと
伸ばすように
意識しましょう
勢いをつけずに
ゆっくりと！

1-6 テーブルの上に手をのせる

マヒ側の腕を左右方向に交互に上げる動きをします。脇を開かずに腕を前方に上げる動作を促します。左右にゆっくり動かしましょう。

目安 ▸▸ 20セット

① 背筋を伸ばして座る

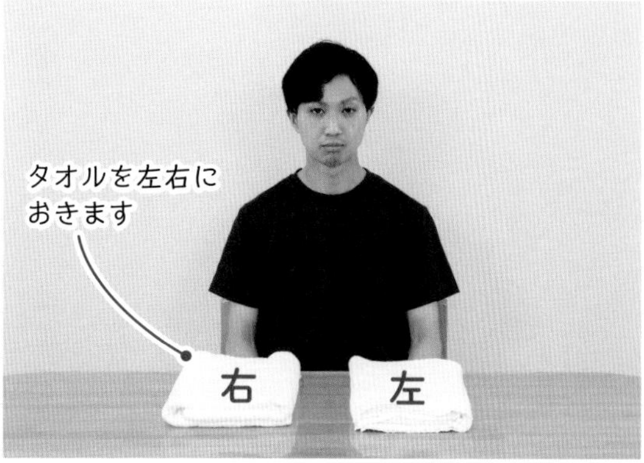
タオルを左右に
おきます
右
左

② マヒ側の手を手前のタオルの上におく

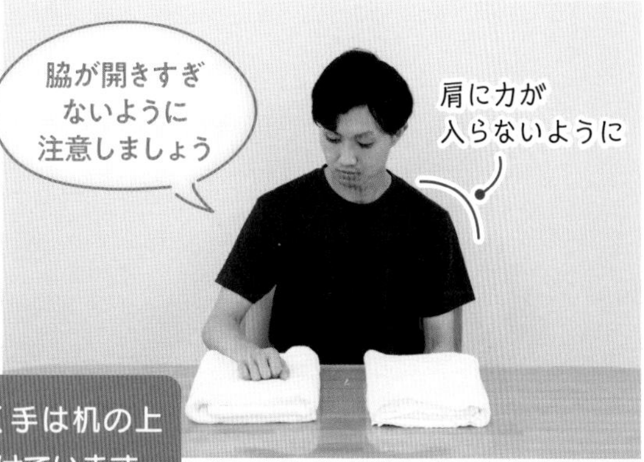
脇が開きすぎないように注意しましょう
肩に力が入らないように

③ もとの位置に戻す

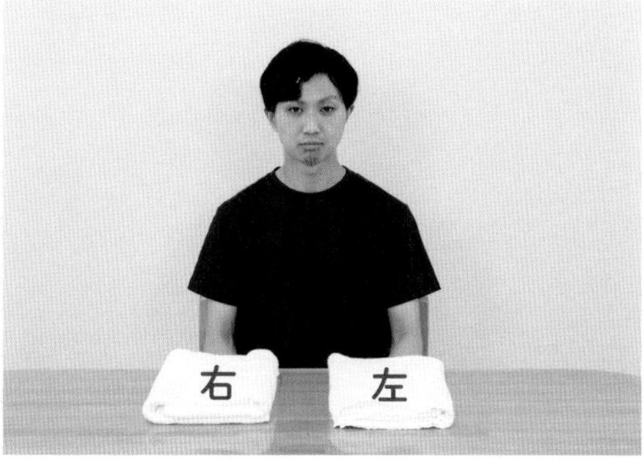
右
左

④ 隣のタオルの上におく

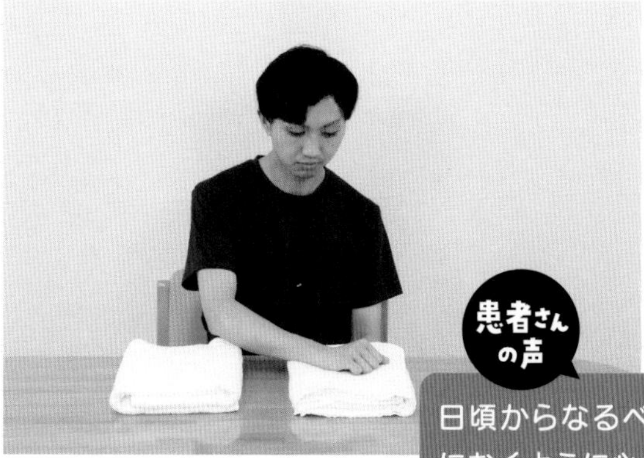

患者さんの声

日頃からなるべく手は机の上におくように心がけています。

1-7 肩と手の前後運動

肩や肘関節の可動域の維持・改善をめざす運動です。肩関節周囲の筋肉が柔軟になると、肩や肘関節の動きもよくなります。

目安 ▸▸ 20回

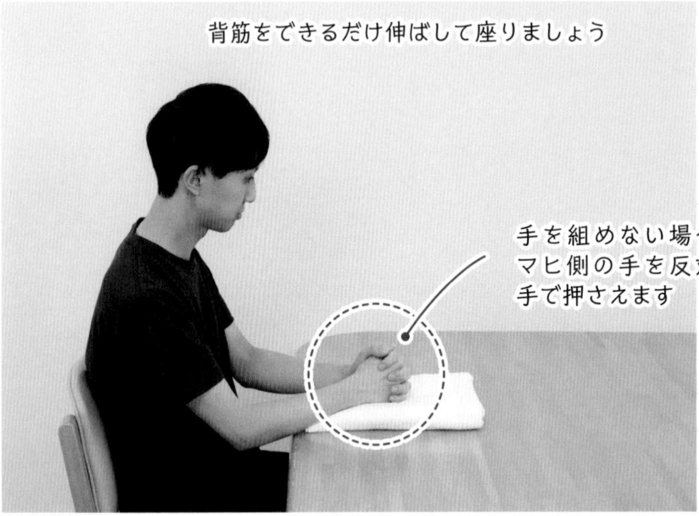
背筋をできるだけ伸ばして座りましょう
手を組めない場合は
マヒ側の手を反対の
手で押さえます

①

手を組んでタオルの上にのせる

患者さんの声

家事を終えて座ったタイミングでするように心がけています。

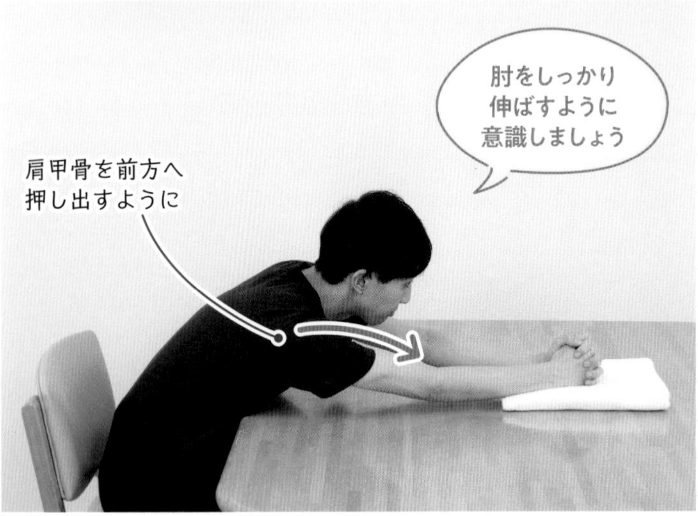
肘をしっかり
伸ばすように
意識しましょう
肩甲骨を前方へ
押し出すように

②

前方へタオルを滑らせる

ワンポイントアドバイス

手を組まない場合、力んで指が手のひらに食い込むことがあります。マヒ側の手に小さなタオルを丸めて持つとよいでしょう。

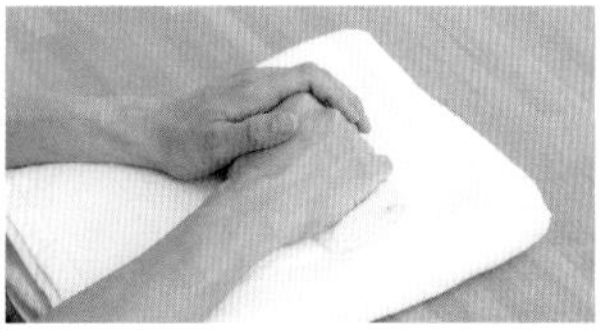

1-8 肩と手の左右運動

前後運動の次は左右に動かす運動です。目的・効果は前後運動と同様です。ここではからだの反動で腕を動かさないようにすることがポイントです。

目安 ▸▸ 20回

① マヒ側にタオルを滑らせる

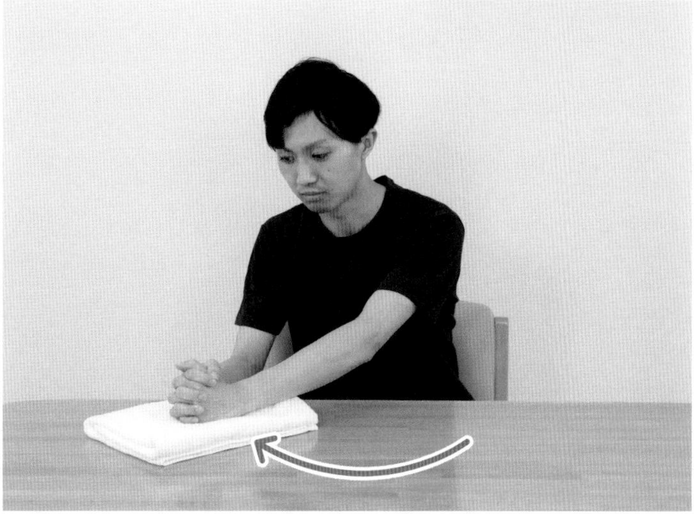

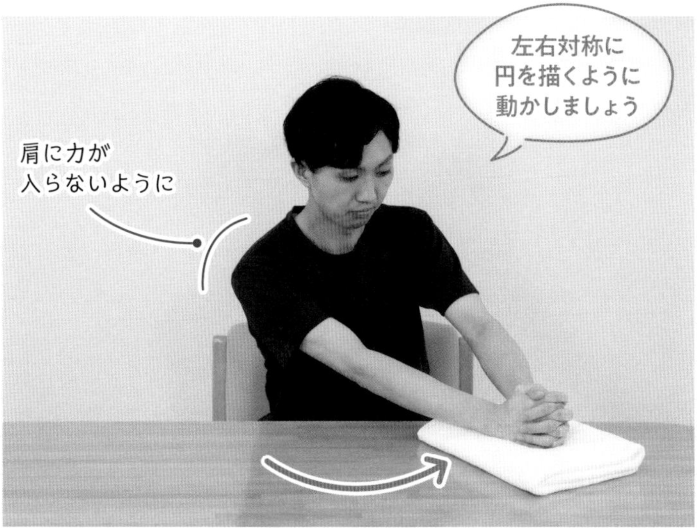

左右対称に
円を描くように
動かしましょう
肩に力が
入らないように

② 反対側に動かす

ワンポイントアドバイス

勢いがついて、からだが倒れてしまわないように注意します。自分のペースでゆっくりと！が大切です。

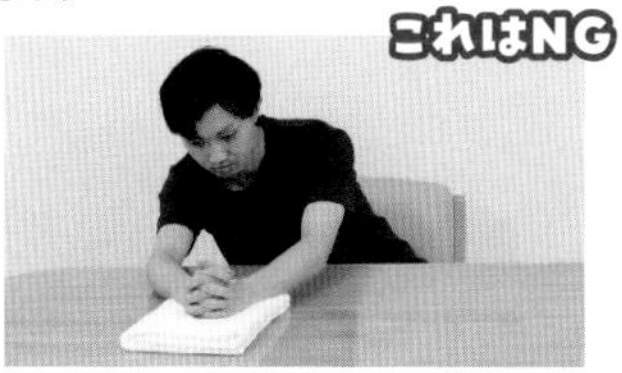

これはNG

1-9 棒の空間保持運動

棒を使った運動です。マヒ側の肘を曲げテーブルに手をおいた状態で、棒が倒れないようにしっかりと支えます。肩・肘・前腕・手首の支持性を高めます。

目安 ▸▸ このままの姿勢で１分間×３回

前腕をテーブルにつけたまま棒の下方をにぎる

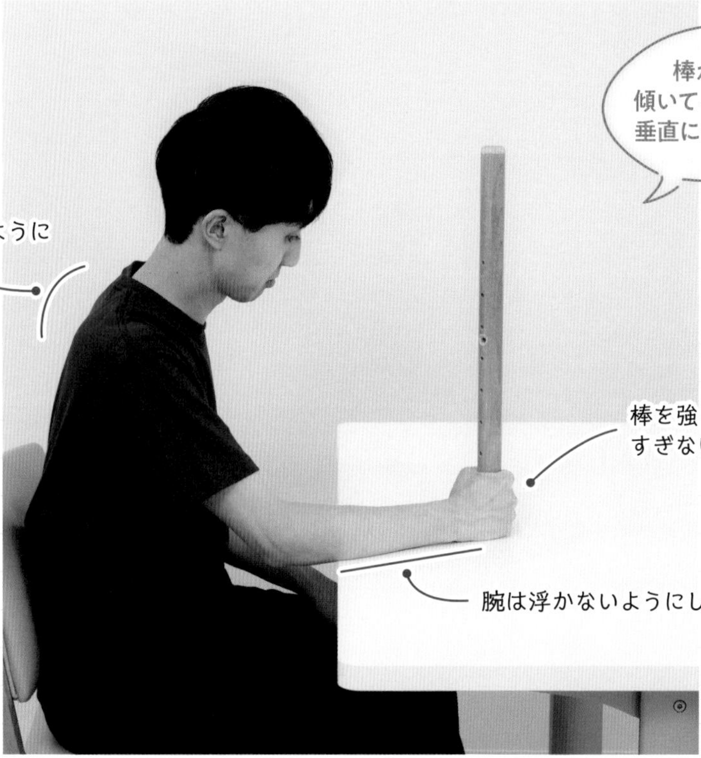
棒が手前に
傾いてこないように
垂直に持ちましょう
肩に力が
入らないように
棒を強くにぎり
すぎないように
腕は浮かないようにしましょう

ワンポイントアドバイス

棒は30㎝程度のものが望ましいですが、ラップの芯で代用できます。
また、新聞紙を丸めて棒状にしたものも活用できます。

1-10 新聞紙丸め（押さえる）

新聞紙を使って、マヒ側の肩・肘の運動を促します。さらにマヒ側の手で物を固定したり、押さえる役割「押さえ手」の獲得をめざします。

目安 ▸▸ 新聞紙１枚・５回

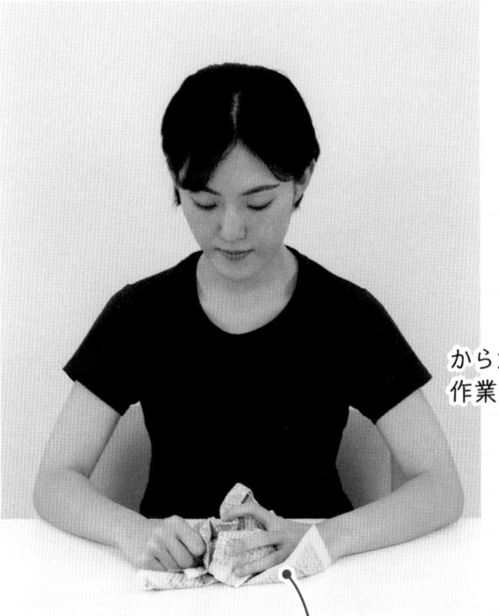

① 新聞紙をマヒ側の手で押さえながら
グシャグシャに丸める

からだの近くで
作業しましょう

マヒのないほうの
手を使って丸めます

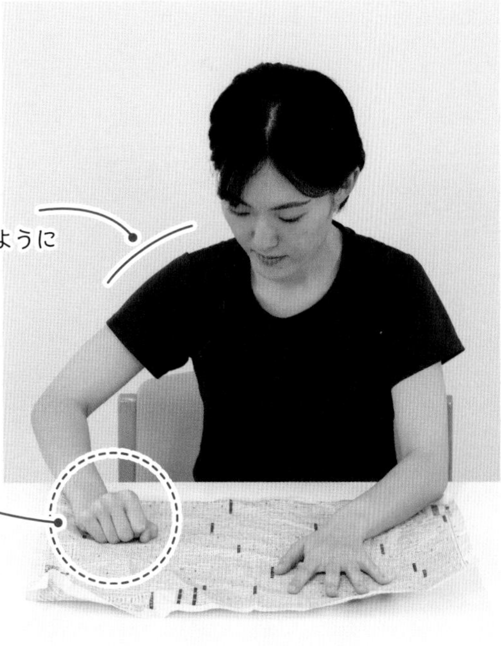

肩に力が
入らないように

マヒ側の手で
押さえたままです

② マヒのないほうの手でシワを伸ばす

1-11 寝返り時に手を引き寄せる

手があまり動かない人でも可能な動作です。日々の生活動作のなかでマヒの手を意識することにつながります。

目安 ▸▸ 5回

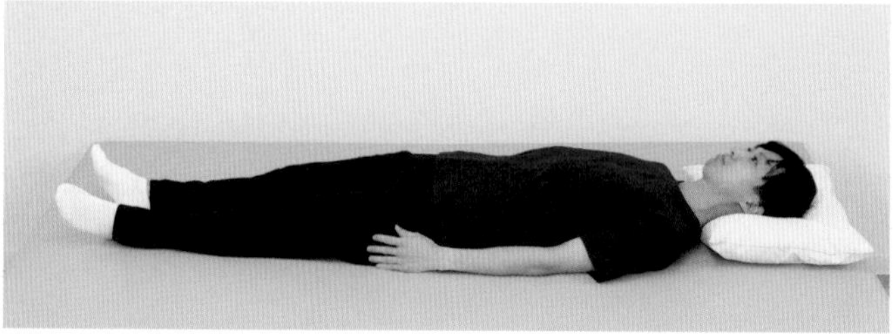

① 仰向けになる

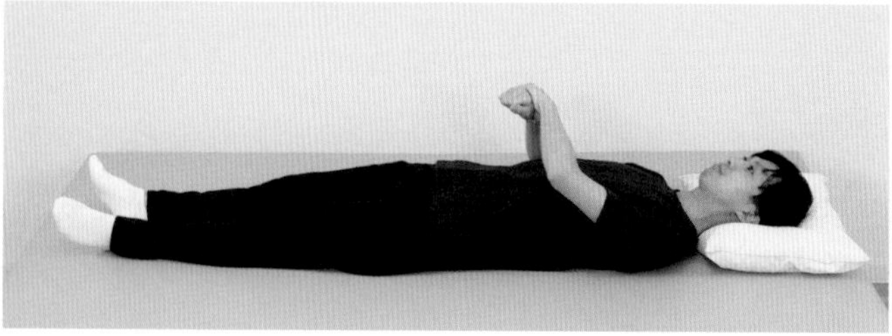

② マヒ側の手首を持って少し上げる

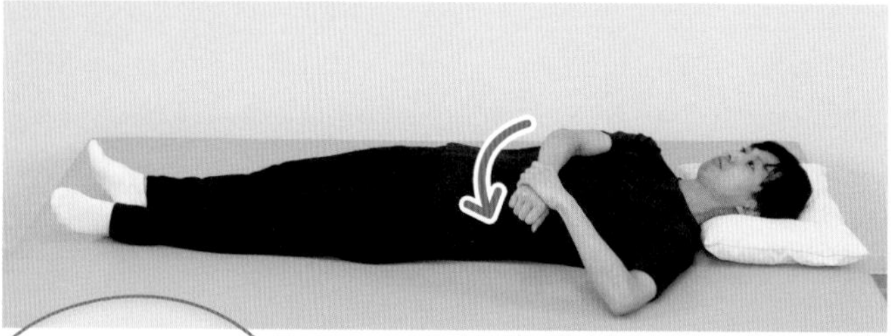

③ 引き寄せる

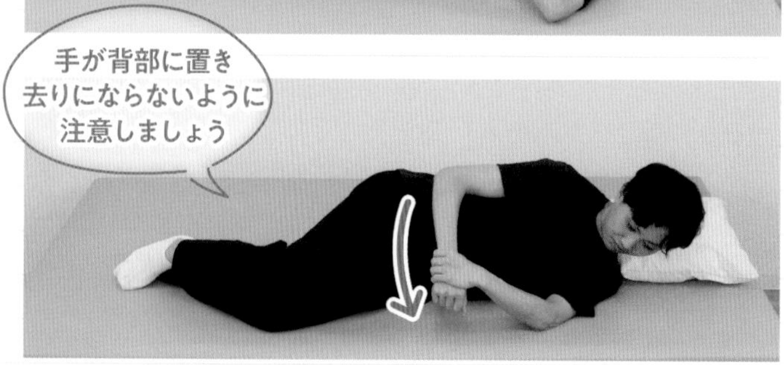
手が背部に置き去りにならないように注意しましょう

④ 寝返る

ワンポイントアドバイス

自力でマヒ側の腕を上げられる人は片手でやってみましょう！

1-12 日常生活動作 手を洗う

マヒのないほうの手で、マヒ側の手の指を開き、手のひらを伸ばすように洗います。手のひらの感覚を取り戻す効果があります。

目安 ▸▸ 手を洗うときに必ず

①

マヒのないほうの手でマヒ側の手のひらを洗う

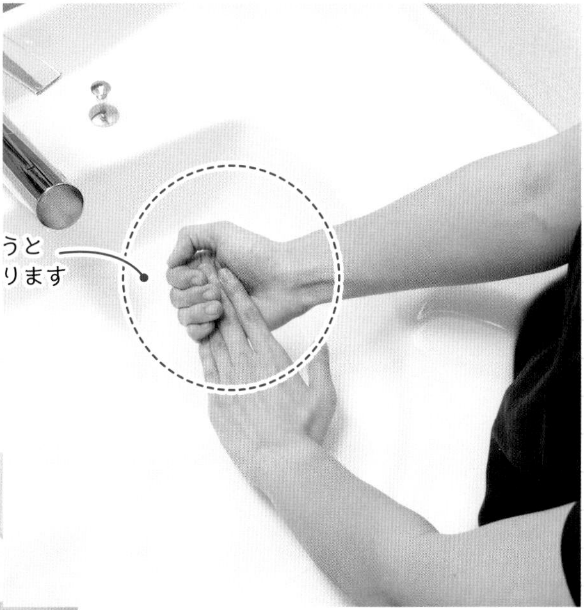

ハンドソープを使うと手を開きやすくなります

力を入れすぎないように注意しましょう

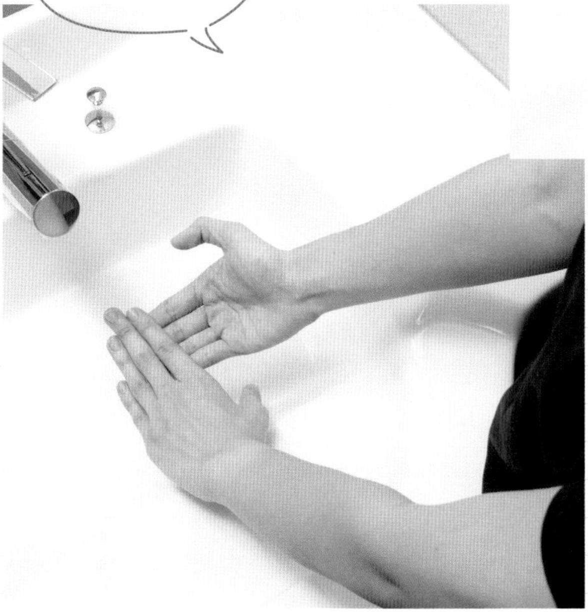

②

手のひらを開いて水で洗い流す

1-13 日常生活動作 ペットボトルを押さえる

肩・肘・手首の運動性を高め、にぎって支える動作の獲得をめざします。ペットボトルは500 mlのものでよいでしょう。

目安 ▸▸ 5回

① ペットボトルの前でマヒ側の手を開く

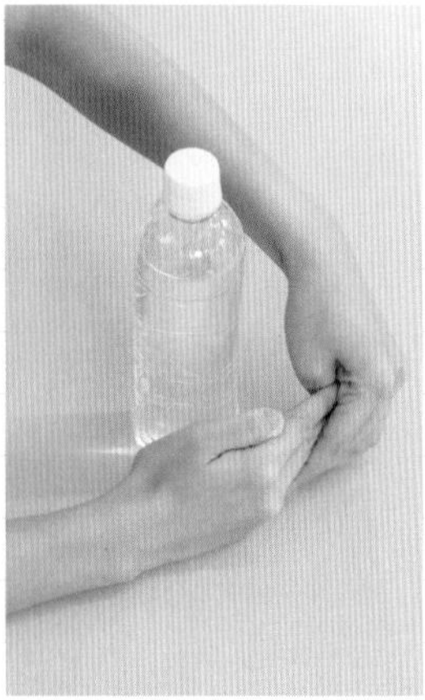

② ボトルをにぎる

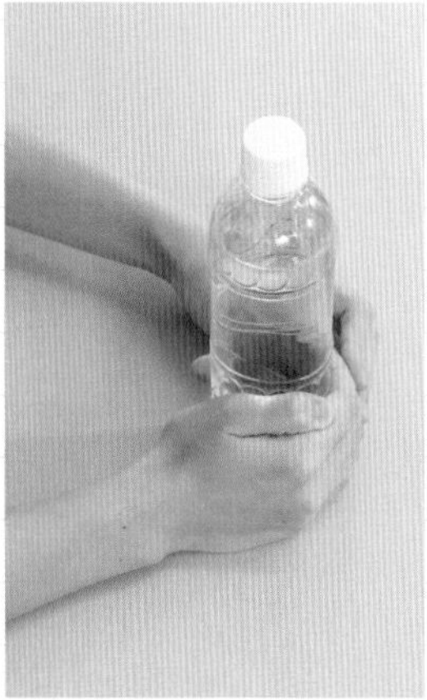

③ 親指を開く

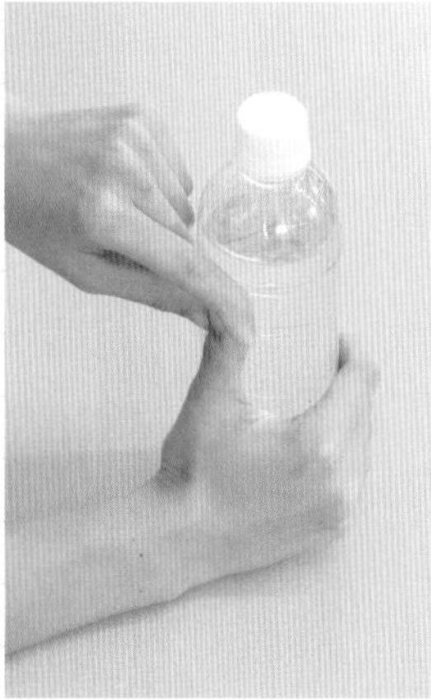

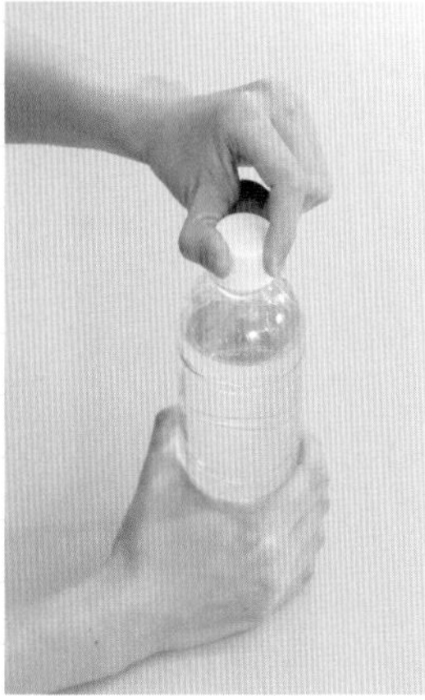

④ マヒ側の手で押さえてキャップを開ける

ワンポイントアドバイス

テーブル上でおこなうことが難しい場合は、膝の上などでやってみましょう。

患者さんの声

- やわらかいタイプのボトルだと水がこぼれてしまうことがあるのである程度の硬さのあるものがおすすめです。
- 捨てるときは必ずマヒ側の手に持たせて捨てています。

1-14 日常生活動作 字を書くとき紙を押さえる

物を押さえる役割「押さえ手」の獲得をめざします。さらに肩・肘・手首の運動の微妙な調整力を高めます。左マヒのケースで紹介します。

目安 ▸▸ 字を書くときに必ず

マヒ側の手で紙を押さえる

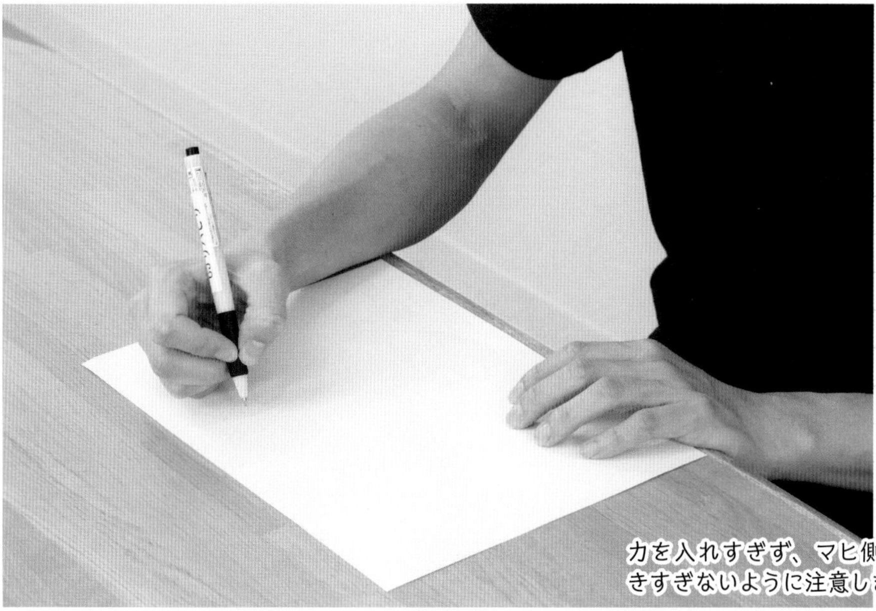

力を入れすぎず、マヒ側の脇が開きすぎないように注意しましょう

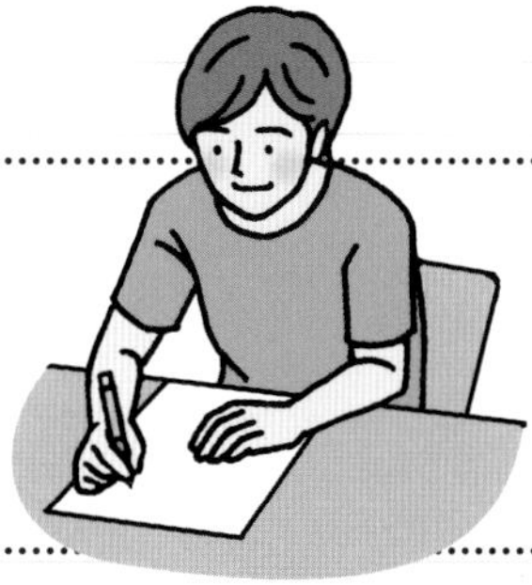

ワンポイントアドバイス

手で紙を押さえることが難しい場合は、手のひらから前腕までしっかりと机の上にのせるようにしましょう。

1-15 日常生活動作 歯ブラシを持つ

歯ブラシをにぎる動作を獲得します。歯ブラシ自体は細く、力が入りやすいので注意しておこないましょう。

目安 ▸▸ 歯を磨くときに必ず

マヒ側の手で歯ブラシを持ち、マヒのないほうの手で歯磨き粉を出す

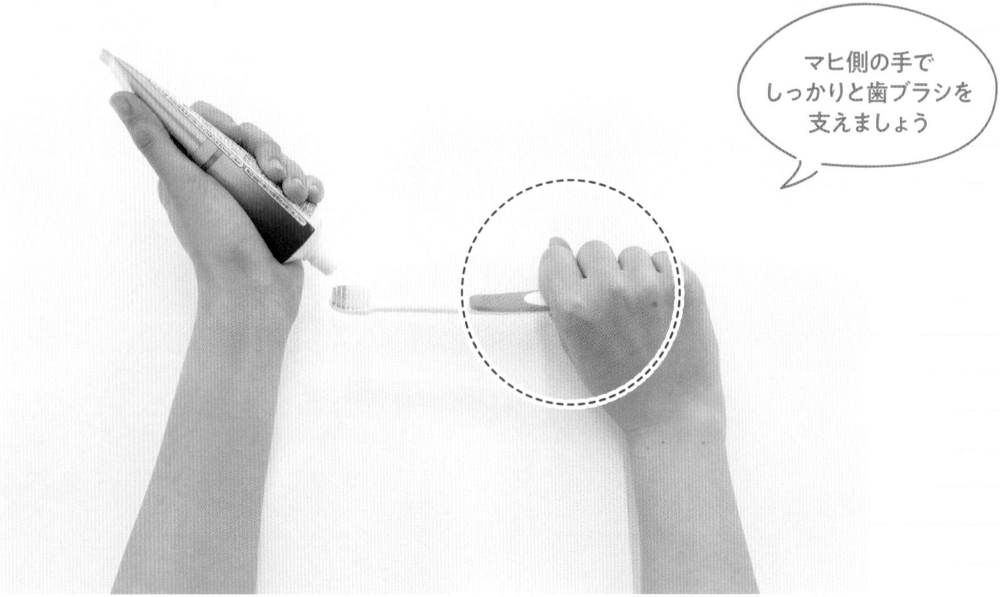
マヒ側の手で
しっかりと歯ブラシを
支えましょう

ワンポイントアドバイス

日常生活動作の前には、痙縮を防ぐために、手首や指を伸ばすストレッチをするとよいでしょう。（P23～26参照）

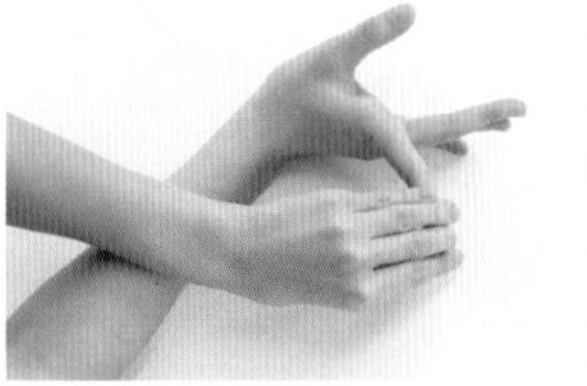

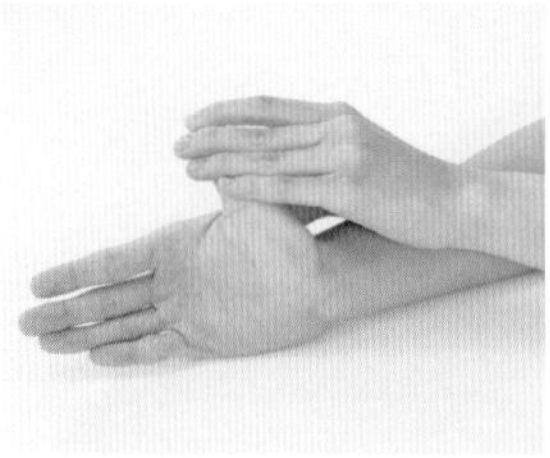

1-16 日常生活動作 服のシワを伸ばす

肩・肘・手首の運動性を高めます。姿勢が崩れがちになるため、姿勢に注意しておこないましょう。ほこりを払う動作にも使えます。

目安 ▸▸ 1～2回

① マヒのないほうの手で服を引っ張る

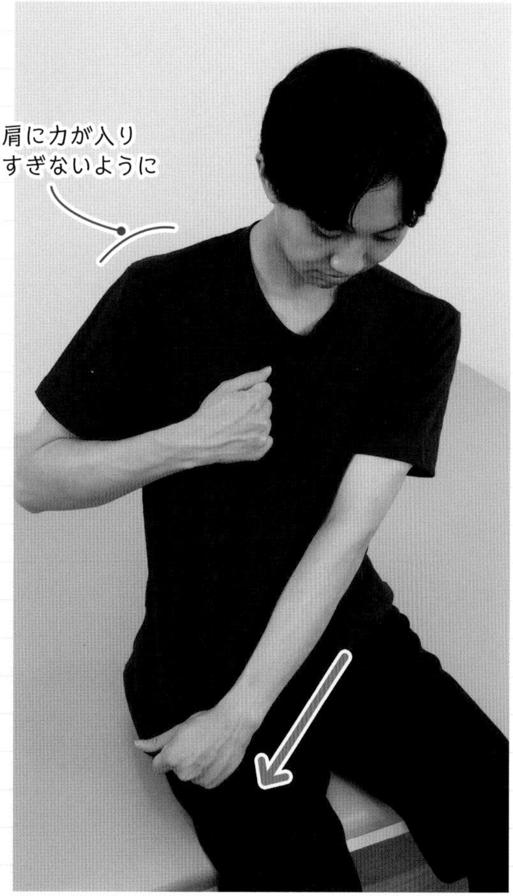
肩に力が入り
すぎないように

② マヒ側の手でシワを伸ばす

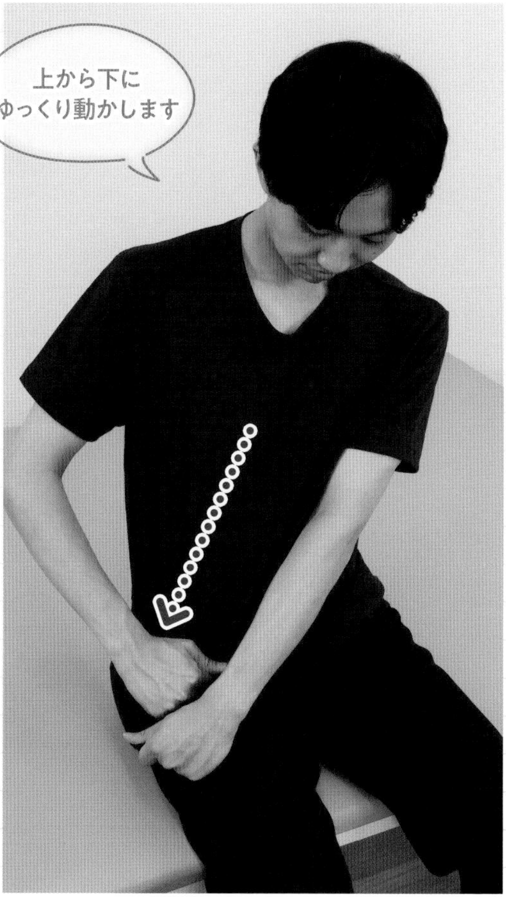
上から下に
ゆっくり動かします

STEP 2

支える力を高める運動を中心に

肩・肘・前腕・手首を支える力を高め、腕全体の操作性の向上をめざした運動や物を支える・つまむ動作を獲得する運動を紹介します。

【対象】腕は上がるが、手指を開けない人

LEVEL UP!!

2-1 棒の空間保持運動

腕を伸ばした状態で棒が倒れないように支えます。肩の持久力がつき、肩・肘・手首の支持性を高めます。STEP1-9（P36）のレベルアップメニューです。

目安 ▸▸ このままの姿勢で１分間×３回

肘を伸ばして棒の中央をにぎる

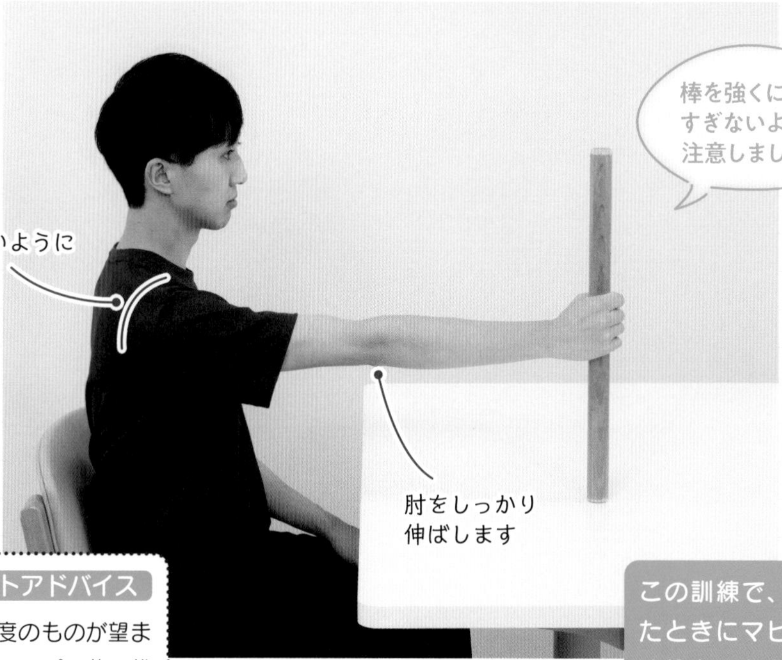
棒を強くにぎりすぎないように注意しましょう
肘をしっかり伸ばします

肩に力が入りすぎないように

ワンポイントアドバイス

棒は30㎝程度のものが望ましいですが、ラップの芯で代用できます。

患者さんの声

この訓練で、電車に乗ったときにマヒ側の手で手すりをつかむことができるようになりました。

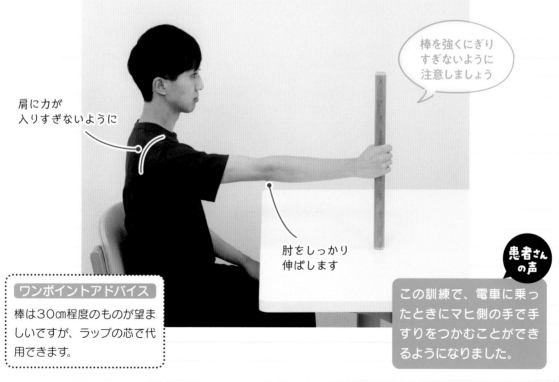

2-2 輪ゴム体操

輪ゴムの伸縮を利用して、肩関節周囲の筋力を強化します。ゆっくりおこないましょう。

目安 ▸▸20回

ワンポイントアドバイス

輪ゴムを3～4本つなげて準備しましょう。ゴムひもなど（100円ショップで手に入る）でも代用できます。

① 肘を90度に曲げ、輪ゴムを肩幅に持つ

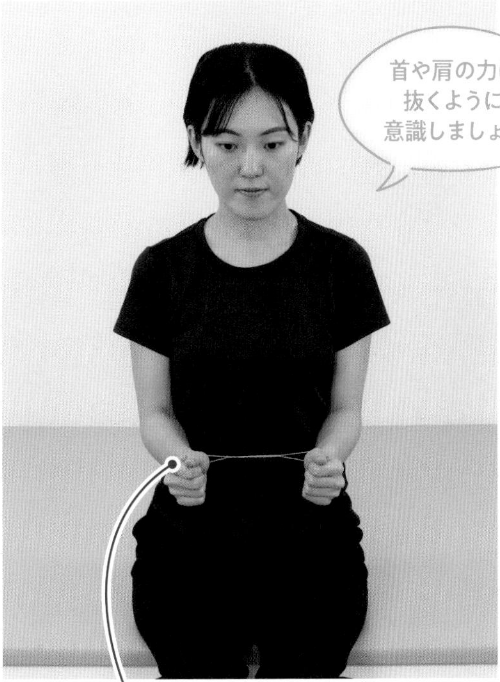

輪ゴムは親指にひっかけて持ちます

② マヒ側の手で引っ張る

肘はからだにつけたままです

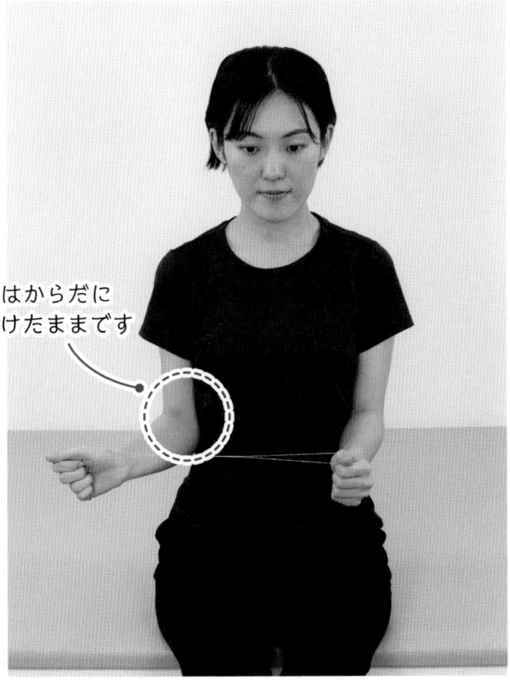

LEVEL UP!!

2-3 肩と手の前後運動（片手）

肩関節周囲の筋肉の柔軟性と肘を伸ばす筋力の向上をめざします。肩に力が入りすぎないようにゆっくりとおこないましょう。STEP1-7（P34）のレベルアップメニューです。

目安 ▸▸ 20回

①

マヒ側の手をタオルにのせる

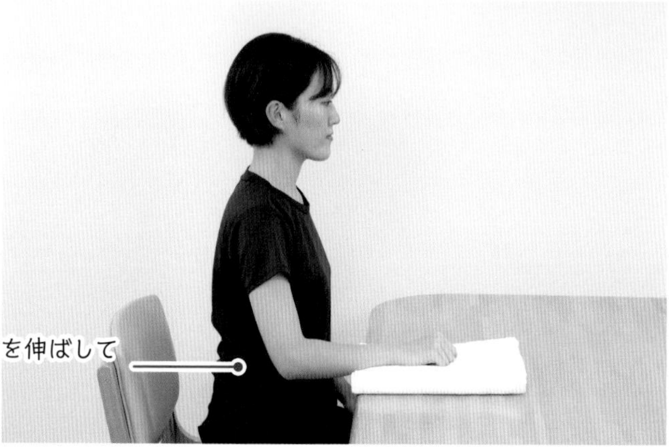

肘を曲げ、背筋を伸ばして座ります

②

前方へタオルを滑らせる

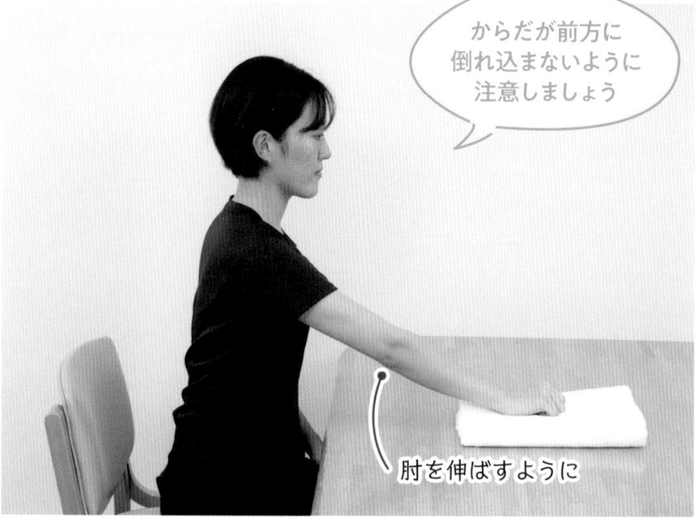
からだが前方に倒れ込まないように注意しましょう
肘を伸ばすように

患者さんの声

動きの軌道が直線になるように（内側や外側にぶれないように）意識しています。

LEVEL UP!!

2-4 肩と手の左右運動（片手）

目的・効果は前後運動と同様です。ここではからだの反動で腕を動かさないようにすることがポイントです。STEP1-8（P35）のレベルアップメニューです。

目安 ▸▸ 20回

① マヒ側にタオルを滑らせる

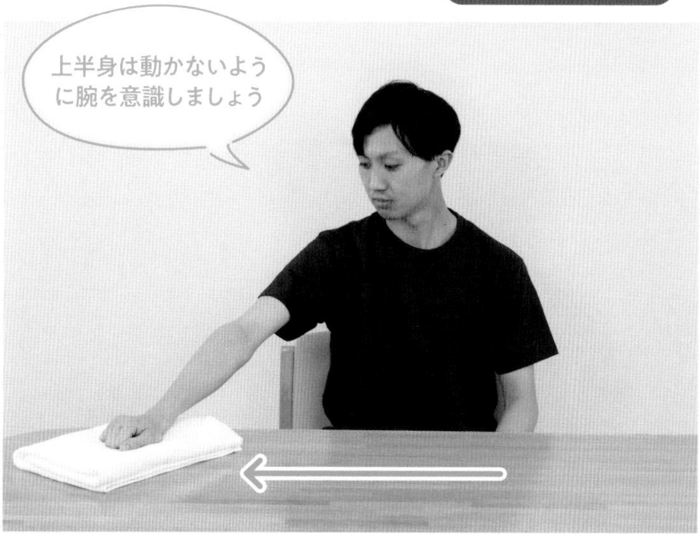
上半身は動かないよう
に腕を意識しましょう

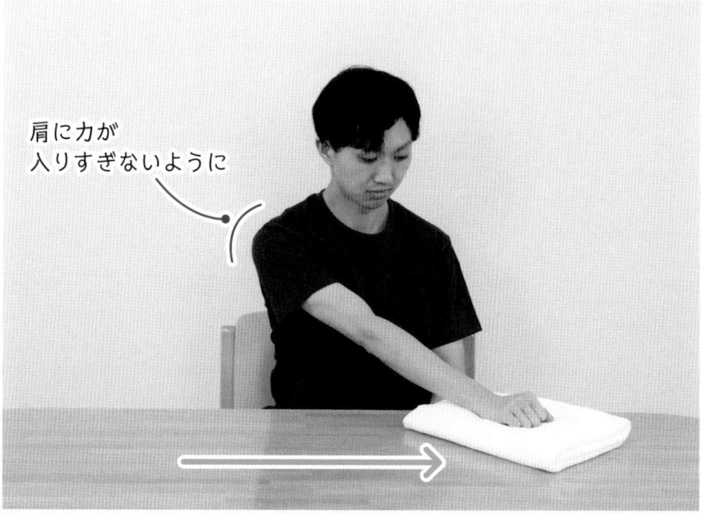
肩に力が
入りすぎないように

② 反対側に動かす

2-5 肩と手首の前後運動

ボールを使って、肩・肘・手首のそれぞれ分離した運動を促します。スピードが出やすいのでゆっくり正確に取り組みましょう。

目安 ▸▸ 20回

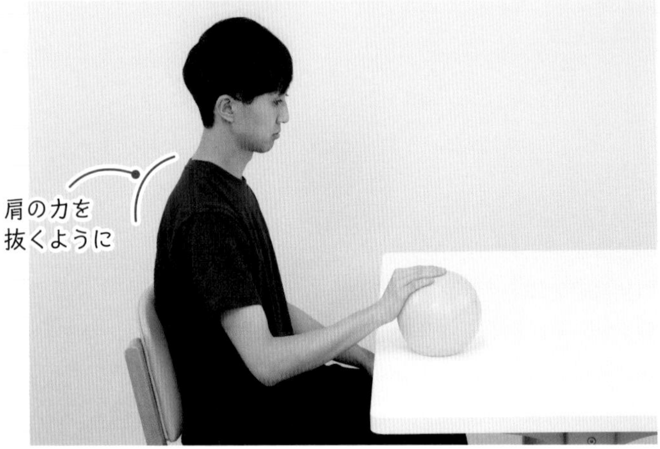
肩の力を
抜くように

①

ボールにマヒ側の手の指を沿わせておく

②

ボールを手のひらで転がして前方に動かす

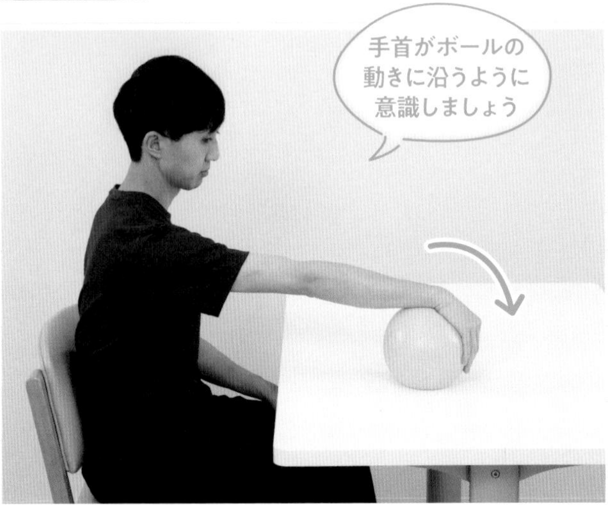
手首がボールの
動きに沿うように
意識しましょう

③

もとの位置に戻す

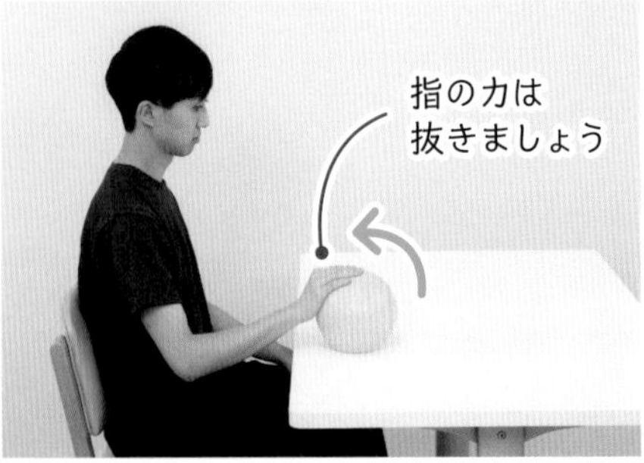
指の力は
抜きましょう

2-6 肘の曲げ伸ばし運動

肘の曲げ伸ばしをボールを使って練習します。脇をしめてまっすぐに腕を伸ばします。
ボールを持つ指は伸ばすようにしましょう。

目安 ▸▸ 20回

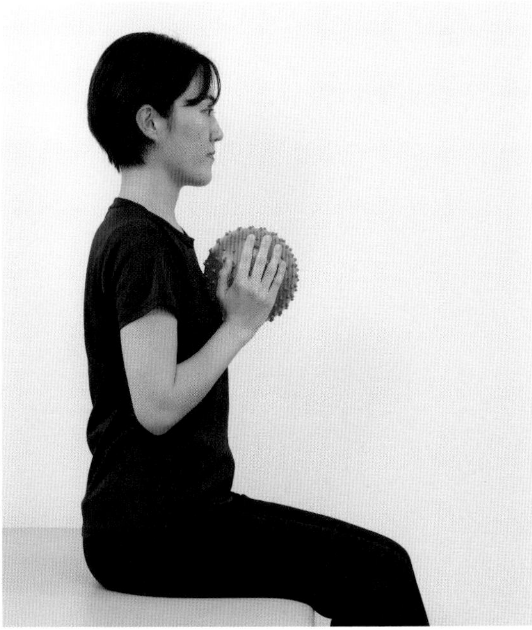

① ボールを胸の前で持つ

② ボールを前につき出し、戻す

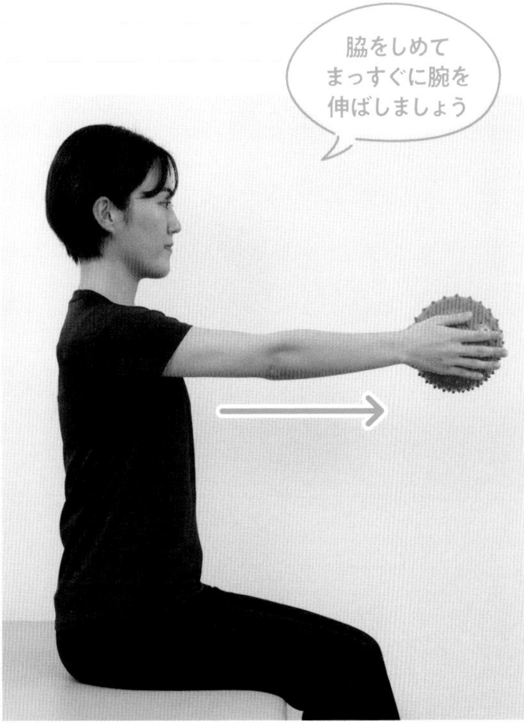

2-7 前腕の運動（自己介助）

前腕の筋力を高める運動です。マヒのないほうの手でマヒ側の前腕をねじる動作を助けます。

目安 ▸▸ 20回

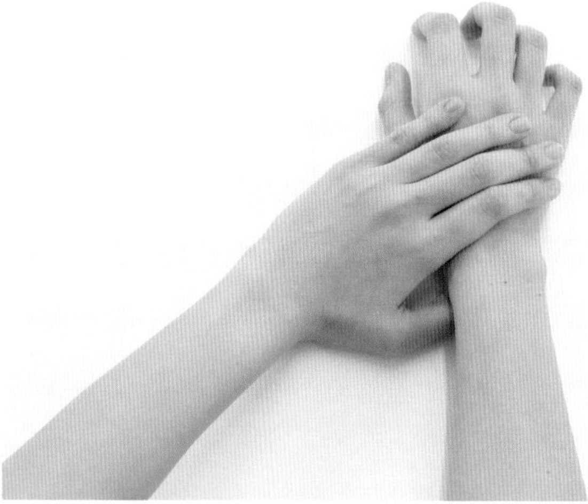

①

マヒのないほうの手で手首を持つ

手首を回す
感覚で
おこないましょう

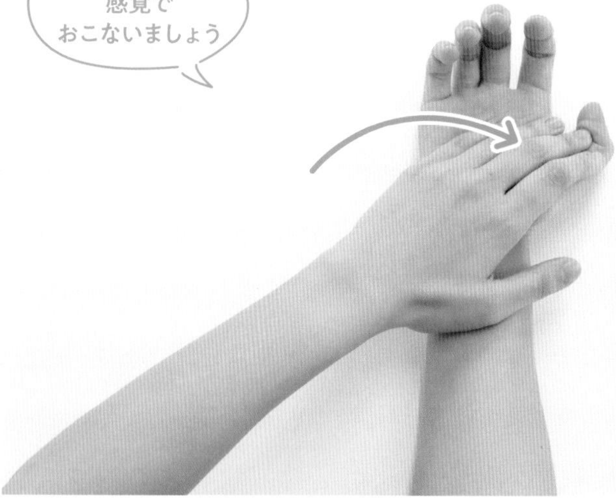

②

マヒ側の手を返し、手のひらを天井に向けさせる

ワンポイントアドバイス

肩に力が入り、力んだ状態でおこなうと、肘が内側に入ってしまいます。力が入りすぎないように意識しましょう。

郵便はがき

料金受取人払郵便

小石川局承認

1155

差出有効期間
2026年6月30
日まで

112-8731

東京都文京区音羽二丁目
十二番二十一号

講談社第一事業本部企画部
からだとこころ
編集チーム 行

(フリガナ)
ご芳名

男・女(　　歳)

メールアドレス

ご自宅住所　(〒　　　　　　)

ご職業　1 大学院生　2 大学生　3 短大生　4 高校生　5 中学生　6 各種学校生徒　7 教職員　8 公務員　9 会社員(事務系)　10 会社員(技術系)　11 会社役員　12 研究職　13 自由業　14 サービス業　15 商工業　16 自営業　17 農林漁業　18 主婦　19 家事手伝い　20 フリーター　21 その他(　　　　　　)

★今後、講談社から各種ご案内やアンケートのお願いをお送りしてもよろしいでしょうか。ご承諾いただける方は、下の□の中に○をご記入ください。

□ **講談社からの案内を受け取ることを承諾します**

TY 000062-2405

愛読者カード

ご購読ありがとうございます。皆様のご意見を今後の企画の参考にさせていただきたいと存じます。ご記入のうえご投函くださいますようお願いいたします（切手は不要です）。

お買い上げいただいた本のタイトル

●本書をご購入いただいた動機をお聞かせください。

●本書についてのご意見・ご感想をお聞かせください。

●今後の書籍の出版で、どのような企画をお望みでしょうか。
興味のある分野と著者について、具体的にお聞かせください。

●本書は何でお知りになりましたか。
1. 新聞（　　　　）　2. 雑誌（　　　　）　3. 書店で見て
4. 書評を見て　5. 人にすすめられて　6. その他

2-8 手首の運動（自己介助）

マヒのないほうの手を使って自己介助でおこないます。手首の動きを促し、手首を反らす筋力を高めます。

目安 ▸▸ 20回

①

手のひらを下にして、
テーブルの上におく

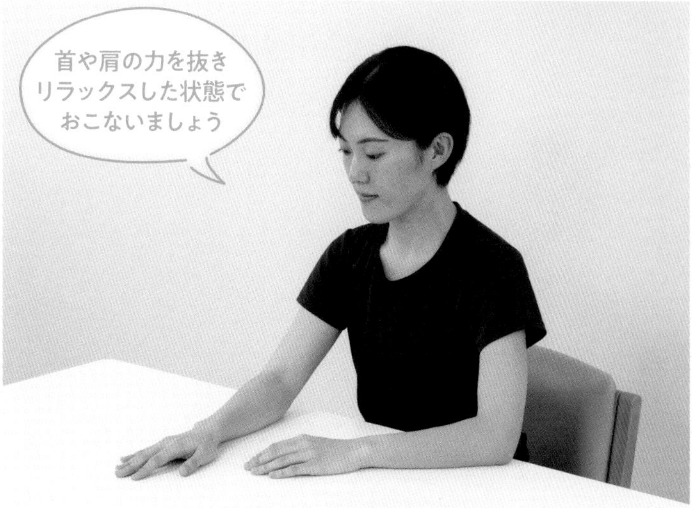
首や肩の力を抜き
リラックスした状態で
おこないましょう

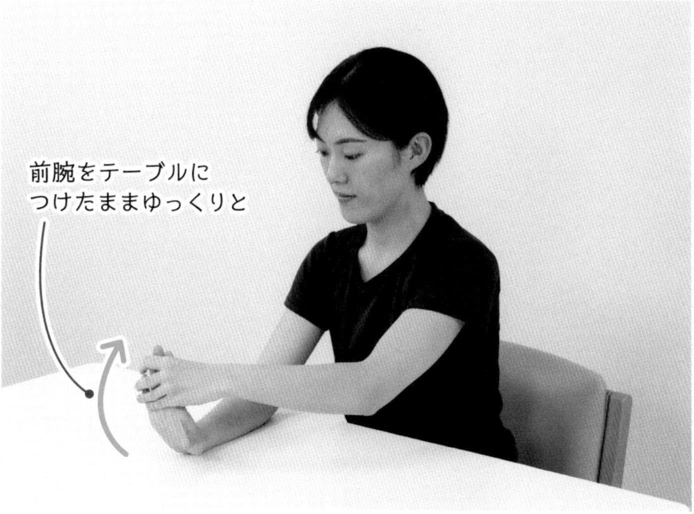
前腕をテーブルに
つけたままゆっくりと

②

マヒのないほうの手で
反らす

2-9 新聞紙ちぎり（押さえる）

マヒ側の手で新聞紙を押さえ反対の手で裂きます。物を押さえる役割「押さえ手」の獲得をめざします。また肩や肘、さらに前腕の支持性を高めます。

目安 ▸▸ 新聞紙１枚・１回

マヒ側の手で新聞紙を押さえ、マヒのないほうの手で裂く

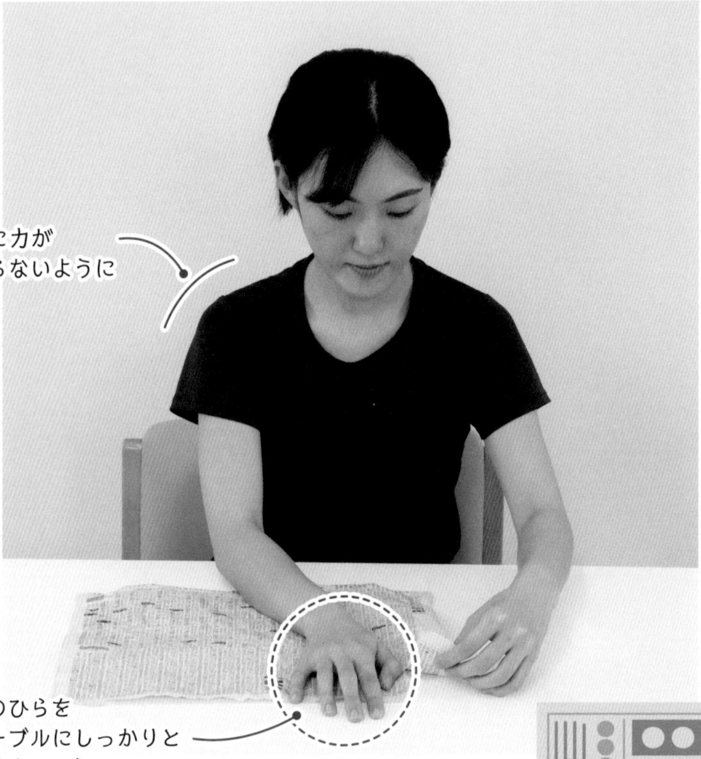

肩に力が入らないように

手のひらをテーブルにしっかりとつけましょう

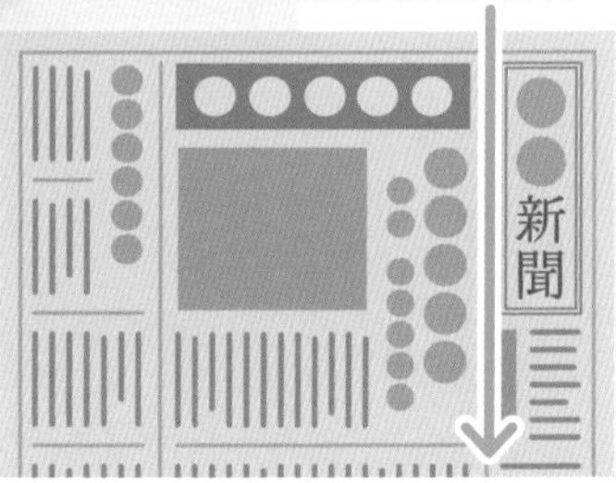

ワンポイントアドバイス

新聞紙はタテ方向に裂きましょう。

STEP 2
支える力を高める運動を中心に

LEVEL UP!!

2-10 新聞紙丸め（伸ばす）

新聞紙を丸め、広げることで、指のにぎり・開きの運動を促します。さらに手首や肘の運動も促します。STEP1-10（P37）のレベルアップメニューです。

目安 ▸▸ 新聞紙１枚・5回

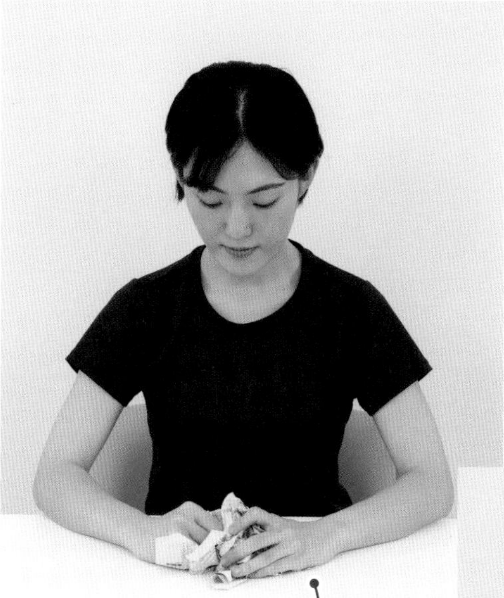

マヒのないほうの
手で押さえます

① マヒ側の手で新聞紙をグシャグシャに丸める

② マヒ側の手でシワを伸ばす

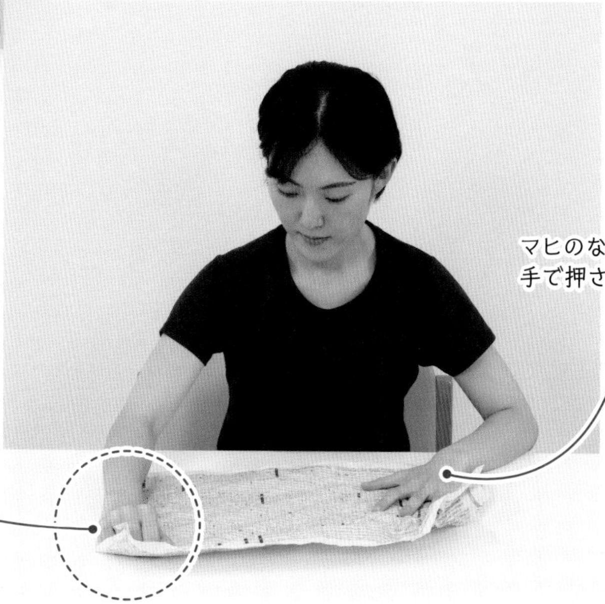

マヒのないほうの
手で押さえたまま

ゆっくり動かして
シワを伸ばしましょう

2-11 物品をつまむ（自己介助）

マヒのないほうの手でマヒ側の手首を補助すると、つまみ動作がしやすくなります。腕の操作性を高める効果があります。

目安 ▸▸ 20個

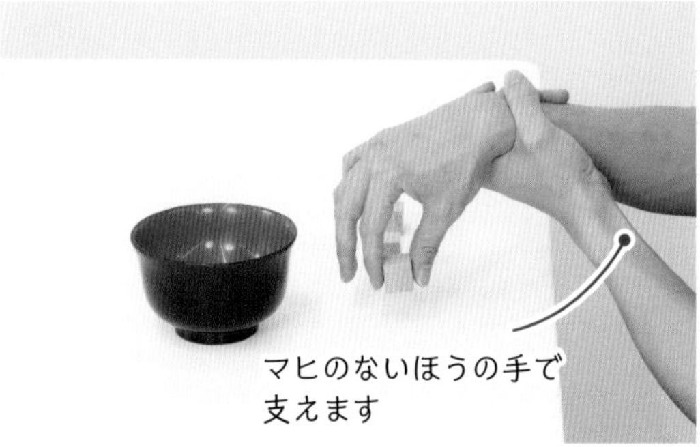
マヒのないほうの手で
支えます

①
マヒ側の手で物品をつまむ

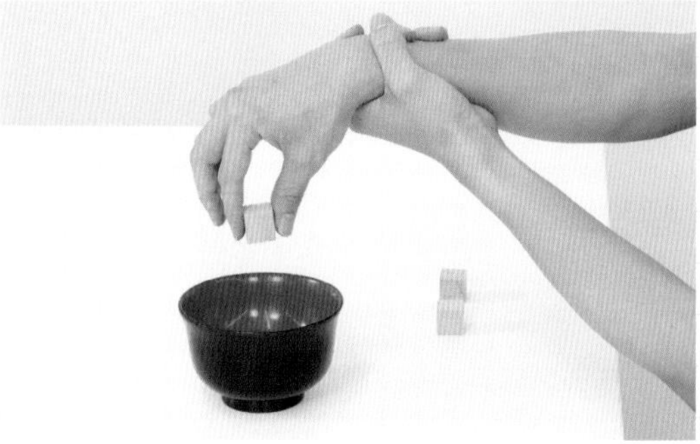

②
容器まで運ぶ

③
物品を離す

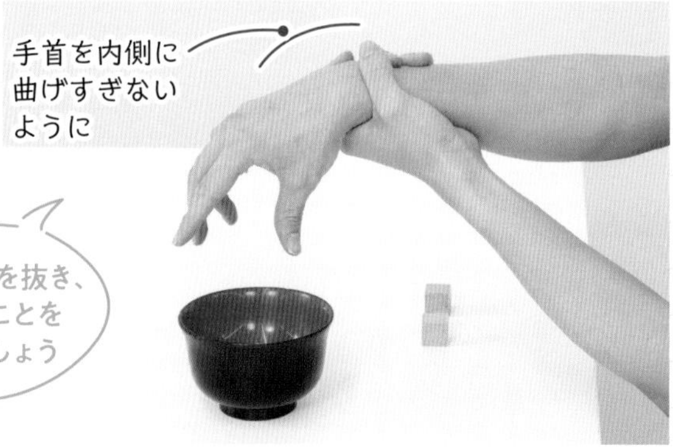
手首を内側に
曲げすぎない
ように

一回一回力を抜き、
物を離すことを
意識しましょう

患者さんの声

ペットボトルのフタや消しゴムを使って、すきま時間におこなっています。

2-12 お手玉をつまむ（自己介助）

お手玉をつまみ、持ち上げることで、つまみ動作を促します。マヒのないほうの手でマヒ側の親指を持って介助しながらおこないます。

目安 ▸▸ 20回

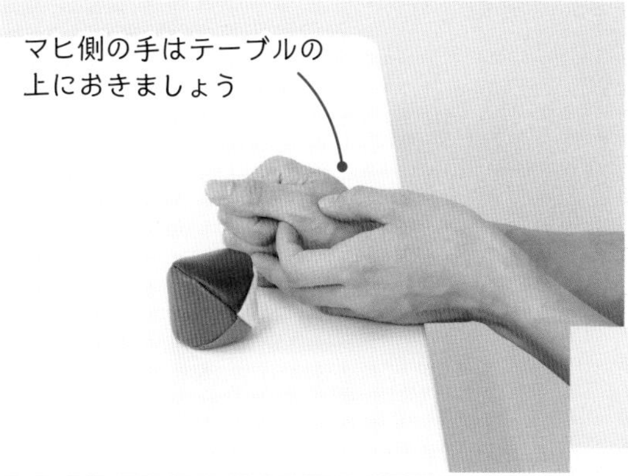

① マヒのないほうの手で親指のつけ根を持つ

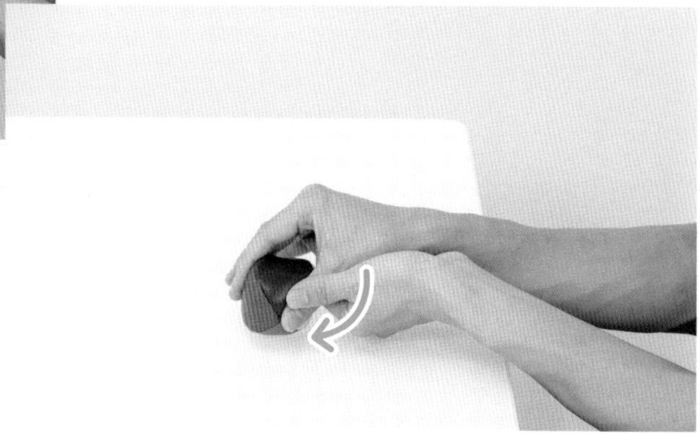

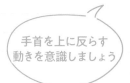

② 親指を下にひきおろして、お手玉をつまむ

③ 持ち上げる

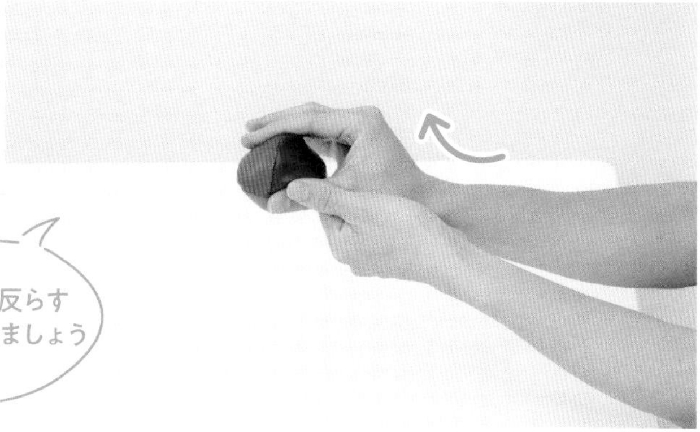

手首を上に反らす動きを意識しましょう

2-13 日常生活動作 手提げ・買い物袋を持つ

マヒ側の手で物品をしっかり持つことが目的です。物を支える動作で、肩・肘・手首の支持性を高めます。

目安 ▸▸ 各1分間×1～2回

① マヒ側の手で手提げを持つ

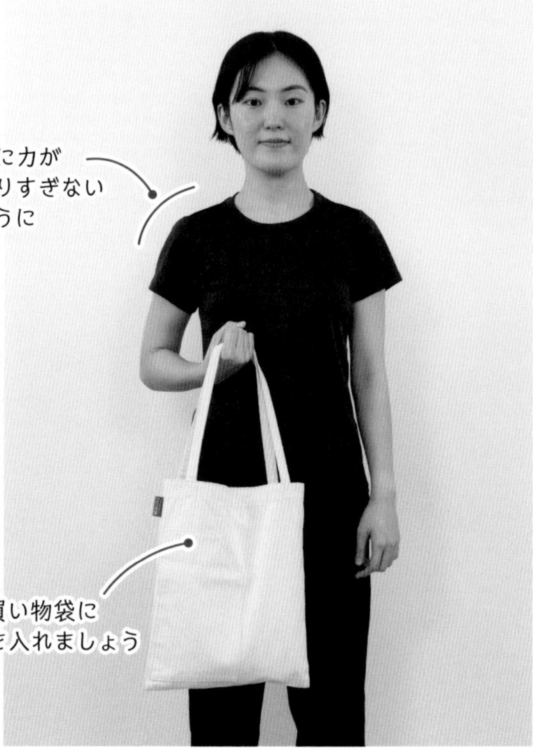
肩に力が
入りすぎない
ように
手提げ・買い物袋に
軽い荷物を入れましょう

② 前腕にかけて持つ

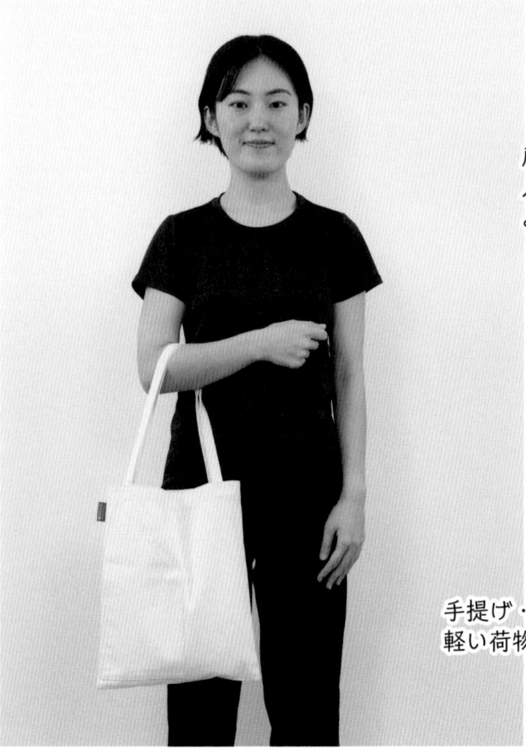

ワンポイントアドバイス

肘や手首、指を曲げる筋肉がこわばってきたら、休憩してストレッチをおこないましょう。

2-14 日常生活動作 タオル・ふきんを絞る

マヒ側の手にタオルやふきんをにぎらせたまま、マヒのないほうの手で絞ります。肩・肘・手首の支持性を高め、握力をつける効果もあります。

目安 ▸▸ 5回

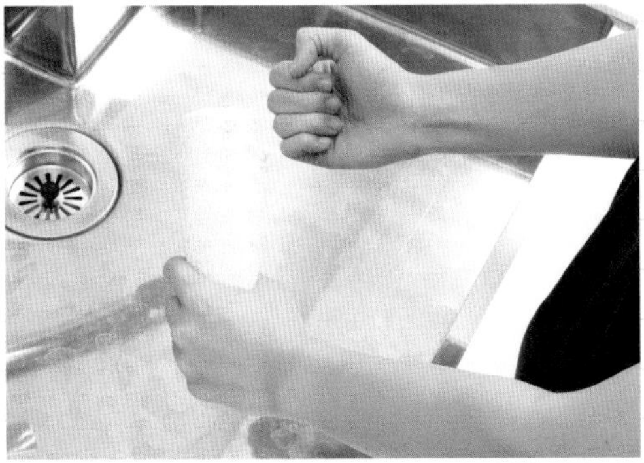

① マヒのないほうの手にタオルを持つ

② マヒ側の手に持たせる

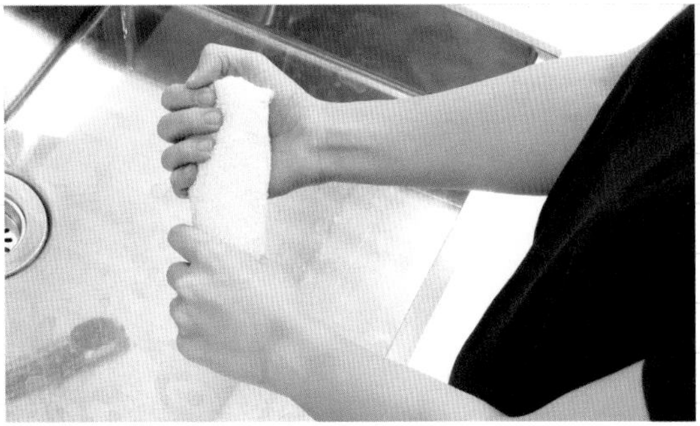

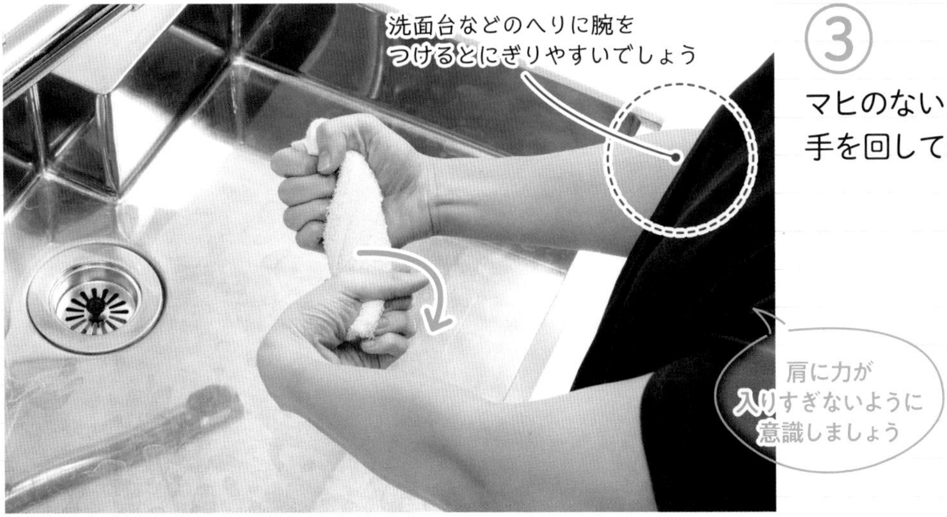
洗面台などのへりに腕をつけるとにぎりやすいでしょう
肩に力が入りすぎないように意識しましょう

③ マヒのないほうの手を回して絞る

2-15 日常生活動作 ハンガーに上着をかける

マヒ側の手にハンガーを持ち衣類をかける動作は、肩・肘・手首の支持性および操作性を高めることが目的です。

目安 ▸▸ 1～2枚分

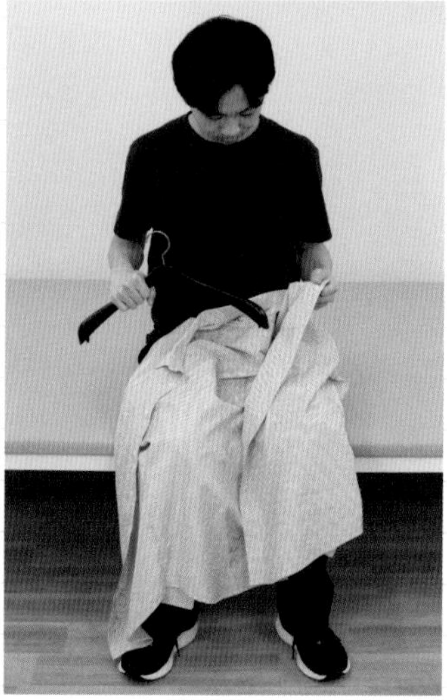

① マヒ側の手でハンガーを持つ

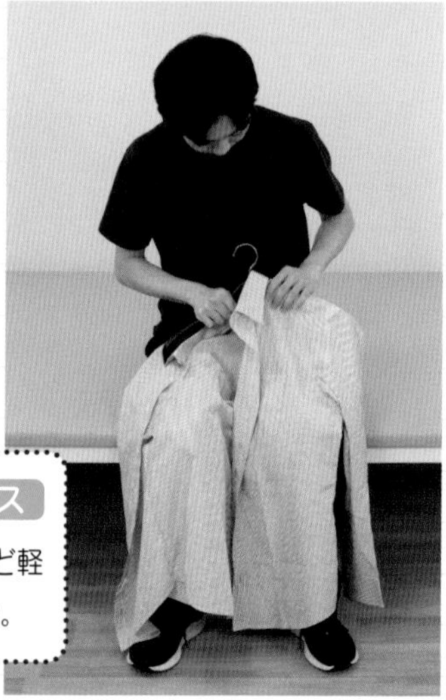

② ハンガーをシャツの袖に差し込む

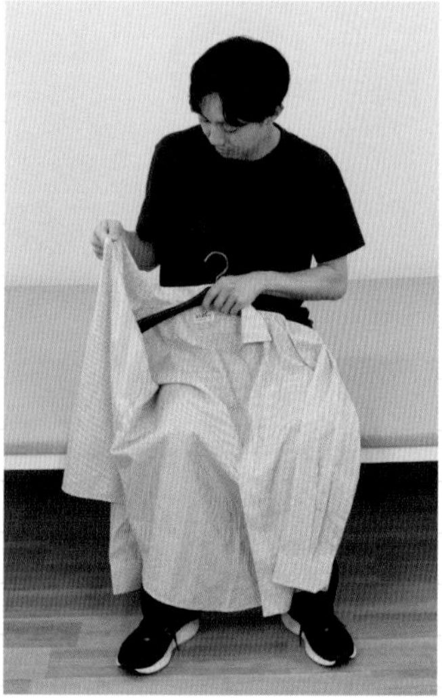

③ マヒのない手にハンガーを持ち替えて反対側の袖に差し込む

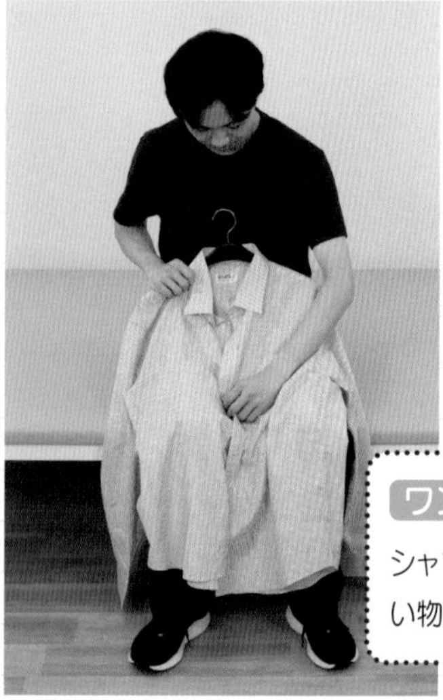

④ マヒ側の手でハンガーを持ち整える

ワンポイントアドバイス

シャツやパジャマの上着など軽い物から練習してみましょう。

2-16 日常生活動作 ノートをめくる

マヒ側の手を使ってノートや本などをめくります。マヒ側の指のつまみ動作と前腕の動きを促すことが目的です。

目安 ▸▸ 10枚

① ノートの端をつまみめくる

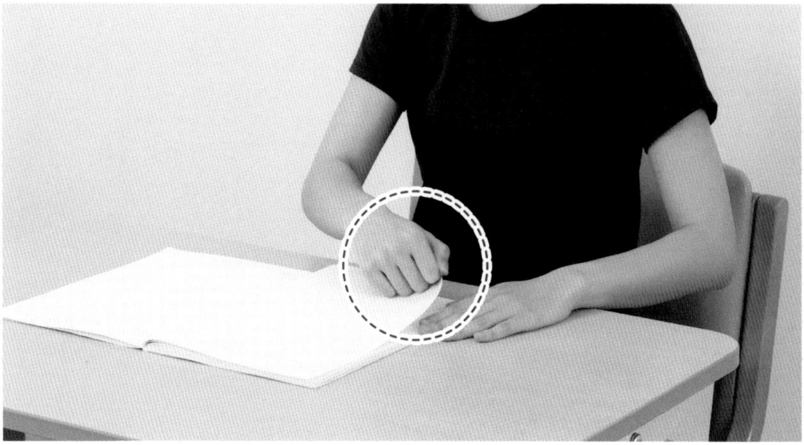

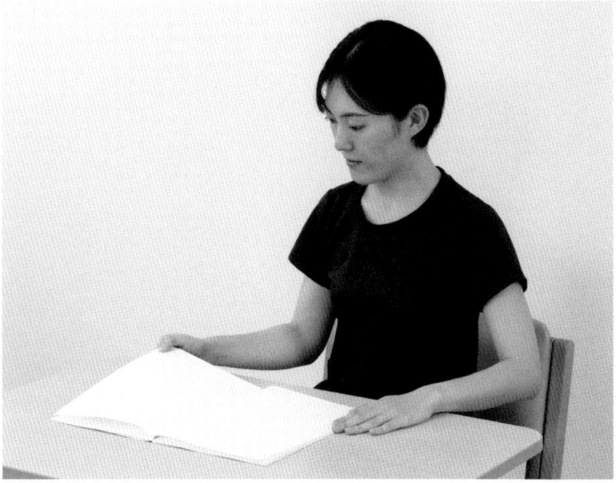

② 数ページ繰り返す

ワンポイントアドバイス

肩に力が入ると姿勢が崩れてしまいます。肩の力を抜き、からだを横に倒さないように意識しましょう。

これはNG

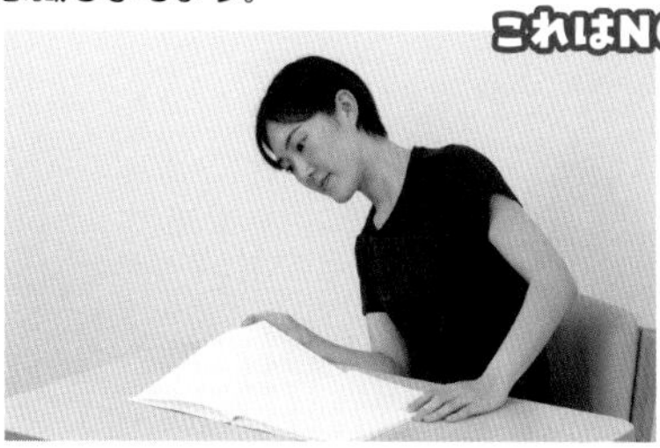

2-17 日常生活動作 靴下をはく

指先で物を固定する力を高めます。親指と人さし指を使って、靴下を引き上げることで、つまみ動作を維持し、指の筋力の向上をめざします。

目安 ▸▸ 1足分

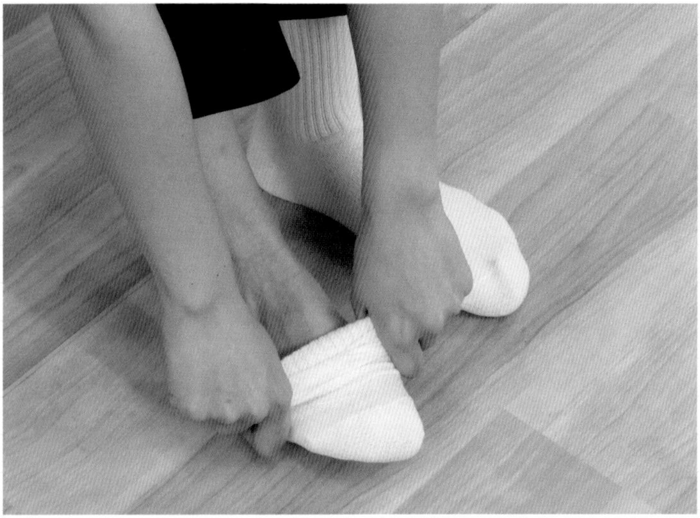

①

両手で靴下のはき口を広げて足を入れる

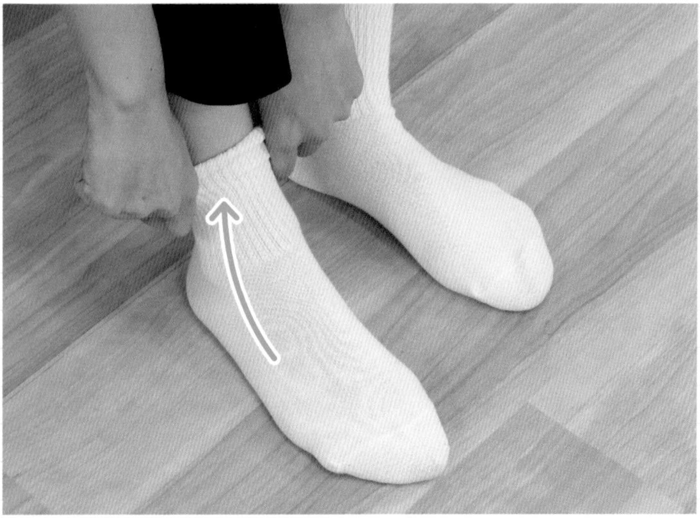

②

はき口を持ちながら引き上げる

ワンポイントアドバイス

短めの靴下ではき口がやわらかめのものから始めましょう。

2-18 日常生活動作 食器をふく

器を２つの方法でふいてみましょう。どちらも肩・肘・手首のそれぞれ分離した運動になります。軽いお椀から始めるとよいでしょう。

目安 ▸▸ 各５枚分

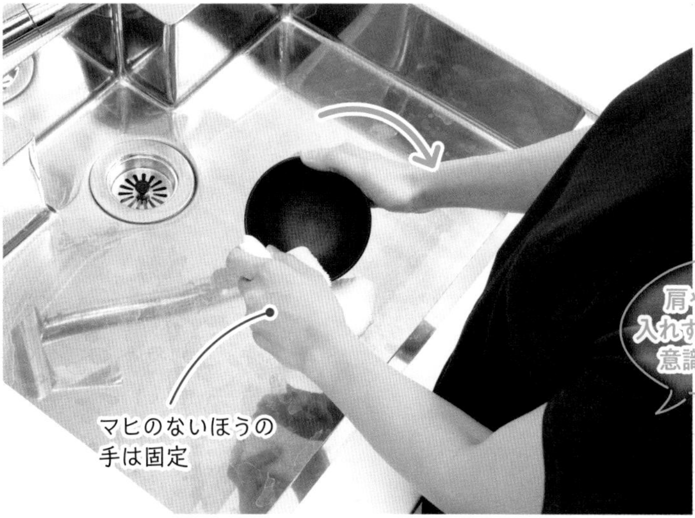
マヒのないほうの
手は固定

器を持つ

マヒ側の手に器を持ち、マヒのないほうの手に持ったふきんで器をはさんで、回転させてふく

肩や腕に力を入れすぎないように意識しましょう

ふきんを持つ

マヒ側の手にふきんを持ち、器をはさんで、回転させてふく

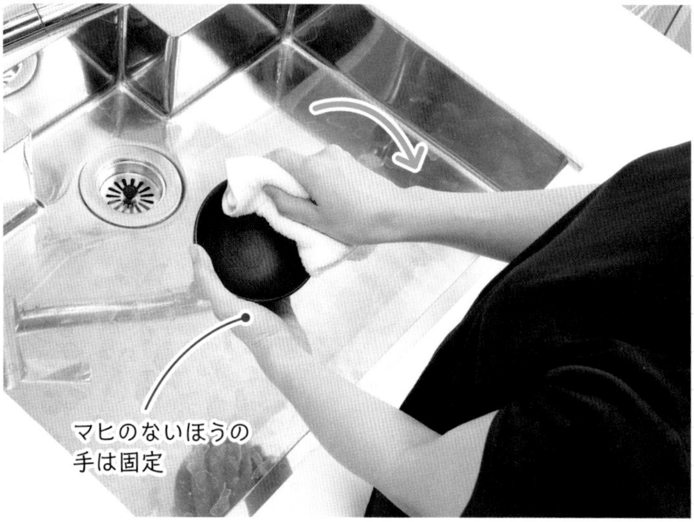
マヒのないほうの
手は固定

2-19 日常生活動作 タオルをたたむ（大）

バスタオルをたたむ一連の動作の中で、つまむ、手を上げるといった動きをおこないます。つまみ動作を維持しながらの肩・肘・手首のそれぞれ分離した運動になります。

目安 ▸▸ 5枚

① 端をつまみ、両手で広げる

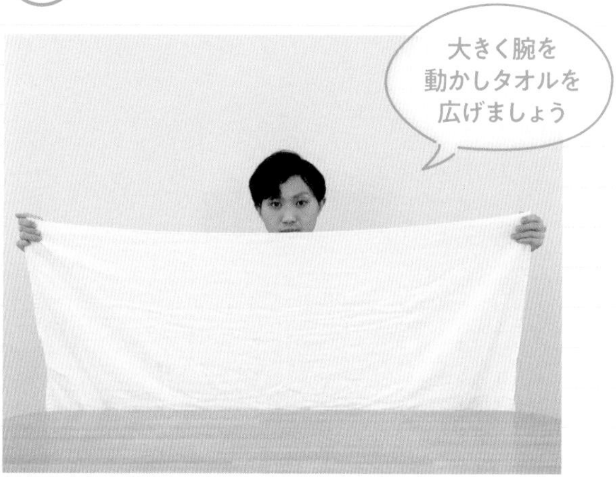
大きく腕を
動かしタオルを
広げましょう

② 二つ折りにする

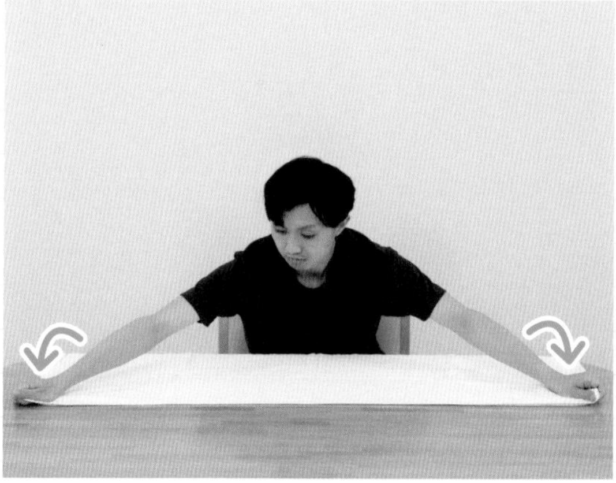

③ 四つ折りにする

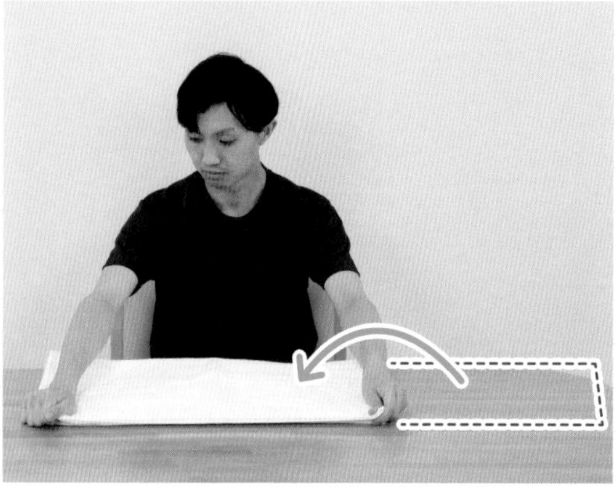

④ 適度な幅に折る

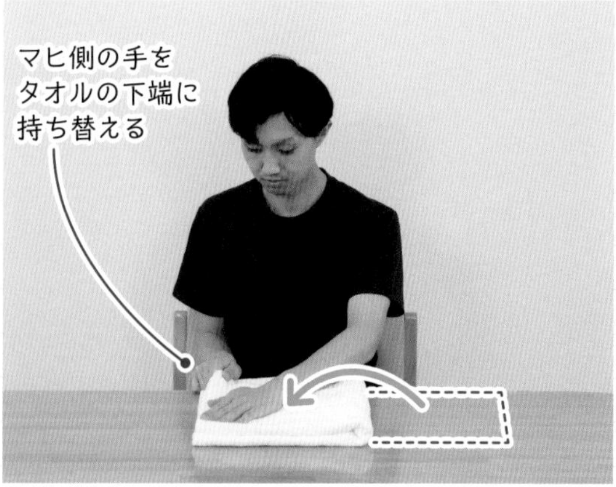
マヒ側の手を
タオルの下端に
持ち替える

2-20 日常生活動作 タオルをたたむ（小）

小さなタオル（またはハンカチやふきんなど）を使います。つまみ動作を維持しながらの肩・肘・手首のそれぞれ分離した運動になります。

目安 ▸▸ 5枚

①
マヒ側の指で端をつまむ

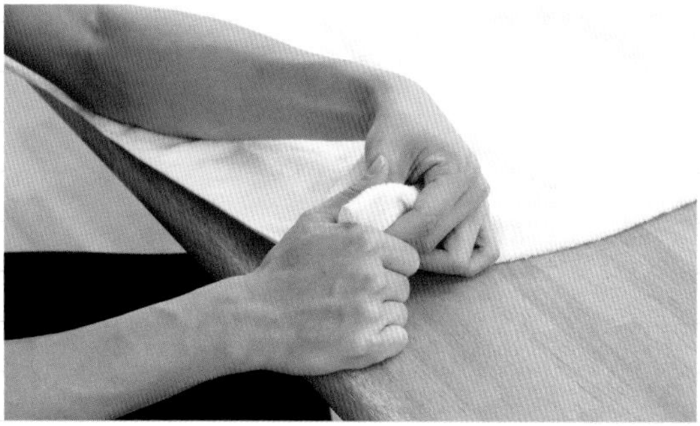

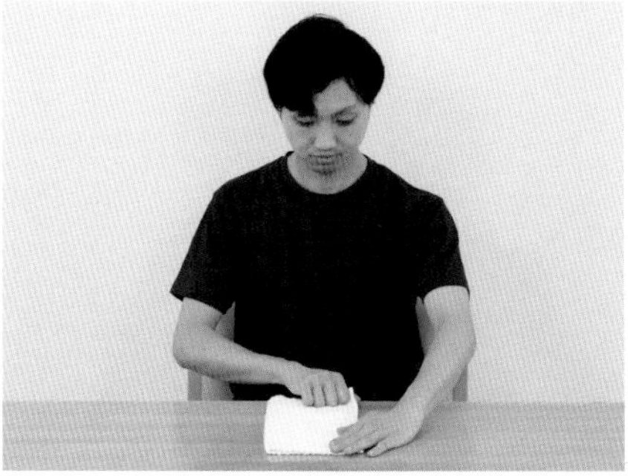

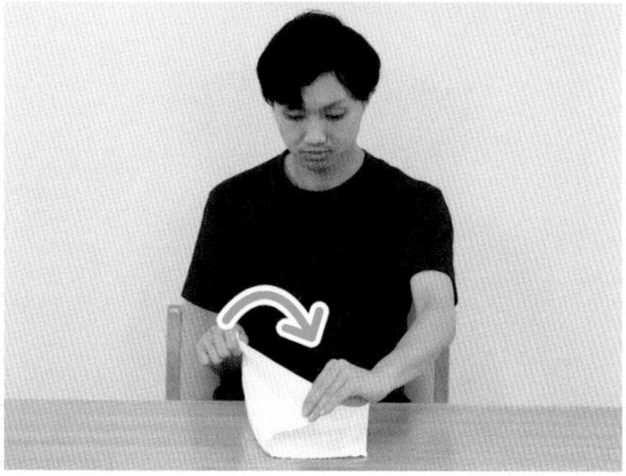

②
二つ折りにする

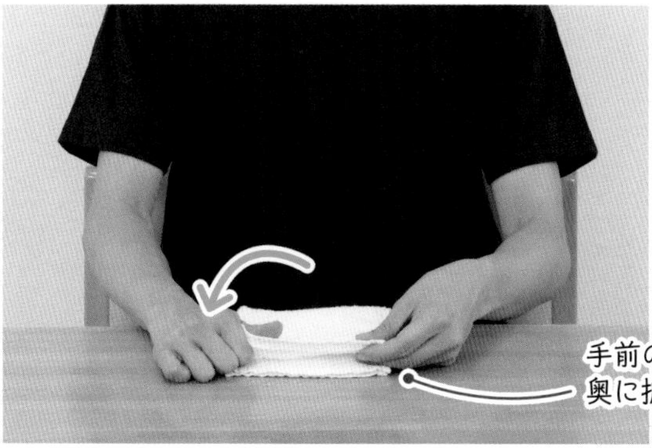

手前の端を持って
奥に折りましょう

③
四つ折りにする

ワンポイントアドバイス
写真の方向だけでなくさまざまな方向に折りたたんでみましょう。（タオル大・小とも）

STEP 3

腕と手を滑らかに動かすために

肩・肘・前腕・手首の滑らかな動きを獲得する運動や、指先で物を固定する力や細かく指先を動かす能力を高める運動を紹介します。

【対象】腕が上がり、手指が開く人

3-1 手首の運動（介助なし）

手首の動きを促し指を伸ばす筋力を高めます。ゆっくりと手首の動きを意識しておこないます。

目安 ▸▸ 20回

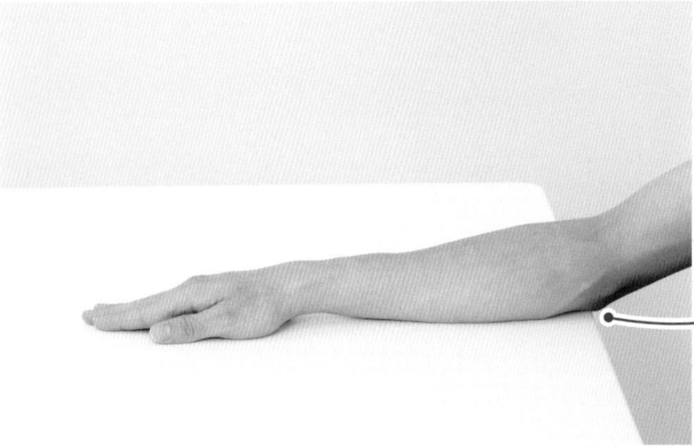

①

手のひらを下にして、
テーブルの上におく

前腕がテーブルから
離れないように

②

前腕をテーブルにつけたまま
手を反らす

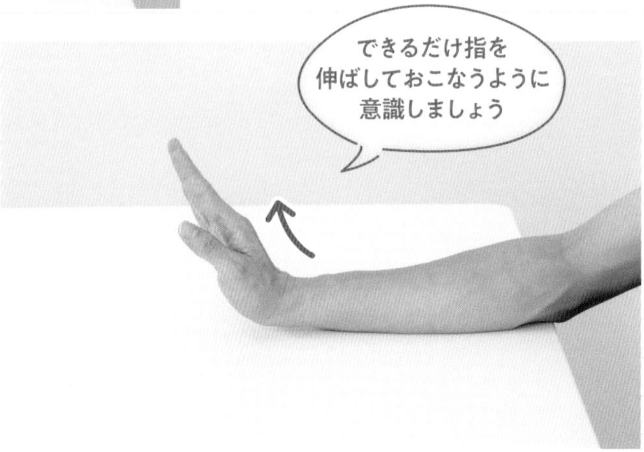
できるだけ指を
伸ばしておこなうように
意識しましょう

3-2 前腕の運動（介助なし）

前腕の動きを滑らかにする運動です。ゆっくりおこなうことで、手首の動きも高めます。

目安 ▸▸ 20回

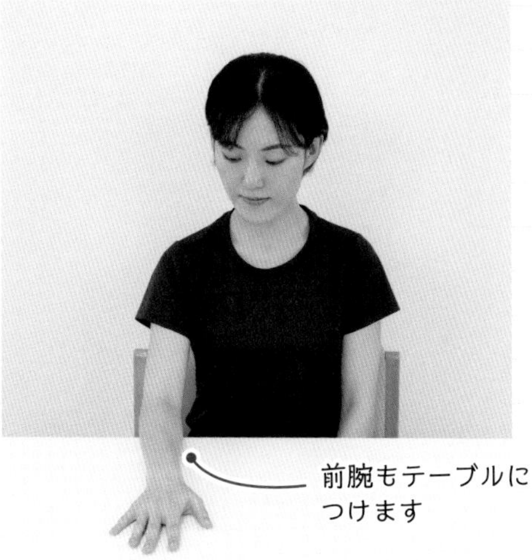
前腕もテーブルに
つけます

① 手のひらを下にして、
テーブルにつける

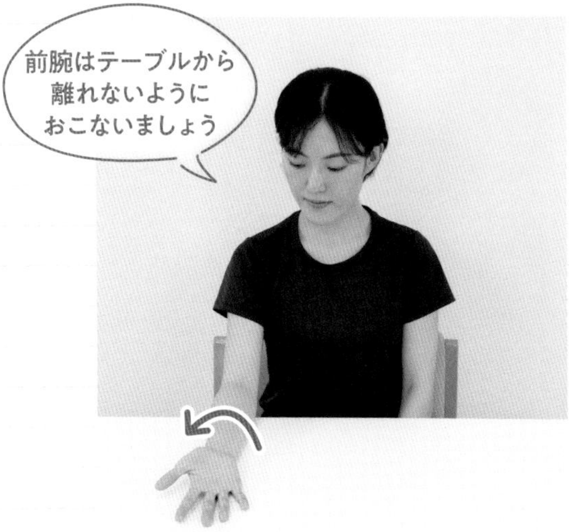
前腕はテーブルから
離れないように
おこないましょう

② 手首を回すように
手のひらを天井に向ける

ワンポイントアドバイス

からだが傾かないように意識しましょう。肘が内側へ入りすぎないように！

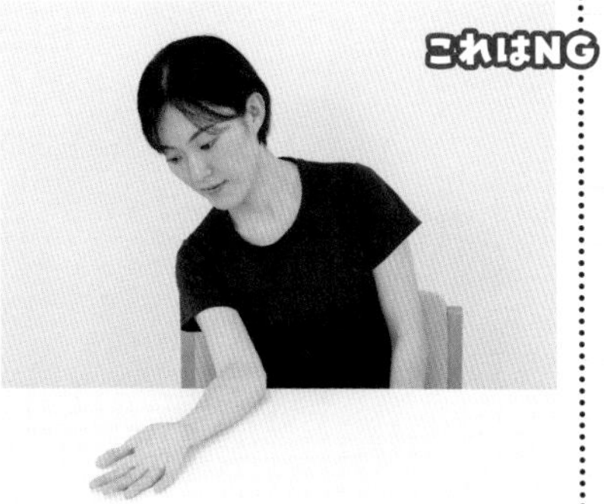
これはNG

LEVEL UP!!

3-3 肩と手指の前後運動（片手）

マヒ側の指を意識して伸ばします。手指・肩・肘の操作性を向上させて、肩・肘の滑らかな動きの獲得をめざします。STEP2-3（P46）のレベルアップメニューです。

目安 ▸▸ 20回

①

マヒ側の指を伸ばして
タオルに手をのせる

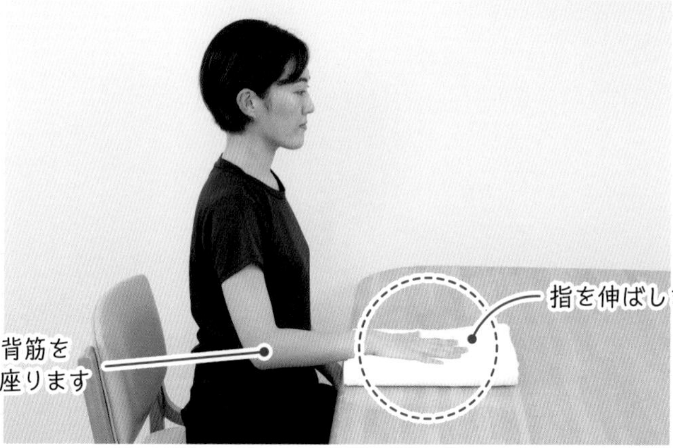
指を伸ばしましょう
肘を曲げ背筋を
伸ばして座ります

②

前方へタオルを滑らせる

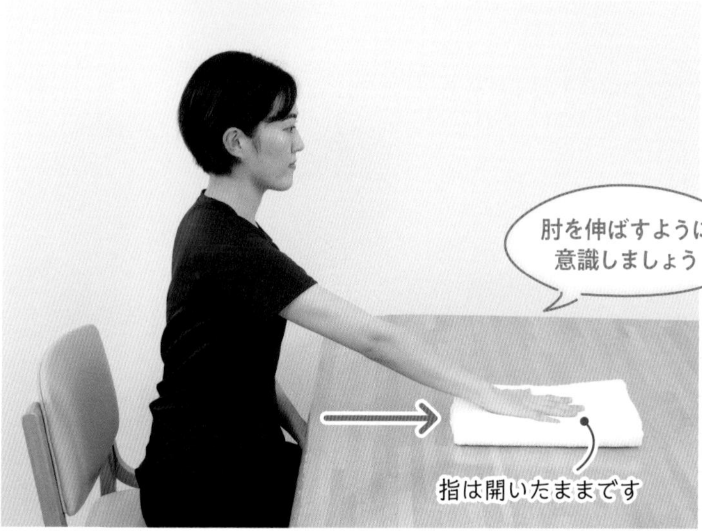
肘を伸ばすように
意識しましょう
指は開いたままです

ワンポイントアドバイス

前後運動を繰り返しおこなって手指の緊張が高まってくるときには、肩に力が入っている可能性があります。呼吸を整えて肩の力を抜くように意識しましょう。

LEVEL UP!!

3-4 肩と手指の左右運動（片手）

前後運動と同様に手指・肩・肘の操作性を向上させて、肩・肘の滑らかな動きの獲得をめざします。STEP2-4（P47）のレベルアップメニューです。

目安 ▸▸20回

① マヒ側にタオルを滑らせる

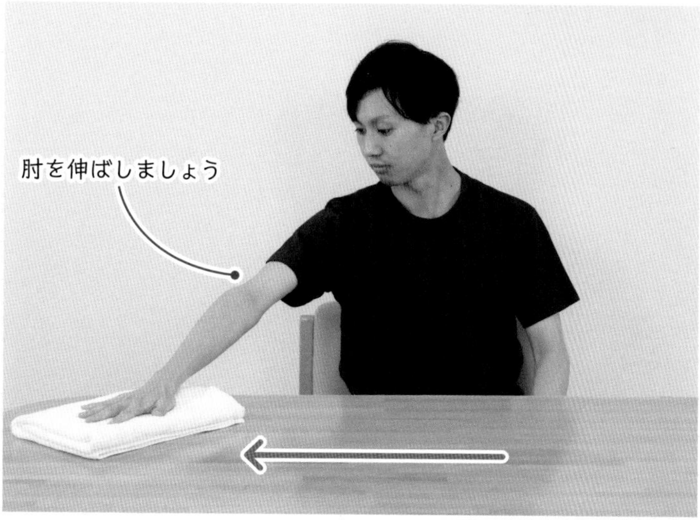
肘を伸ばしましょう

② 反対側に動かす

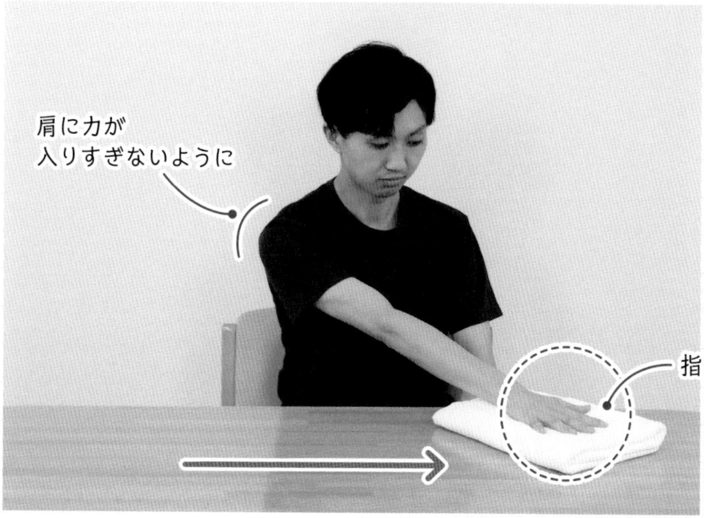
肩に力が
入りすぎないように
指は開いたままです

LEVEL UP!!

3-5 新聞紙丸め（伸ばす）

新聞紙を丸め、広げることで、指のにぎり・開きの滑らかな動きを獲得します。さらに、手首や肘の動きも促します。STEP2-10（P53）のレベルアップメニューです。

目安 ▸▸ 新聞紙１枚・５回

①

マヒ側の手で新聞紙をグシャグシャに丸める

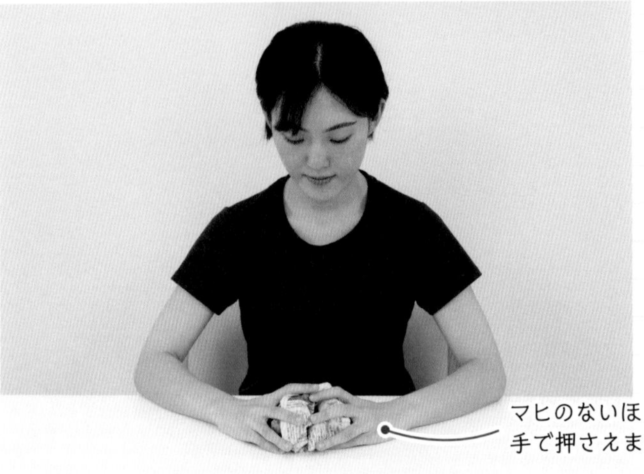

マヒのないほうの手で押さえます

②

マヒ側の手でシワを伸ばす

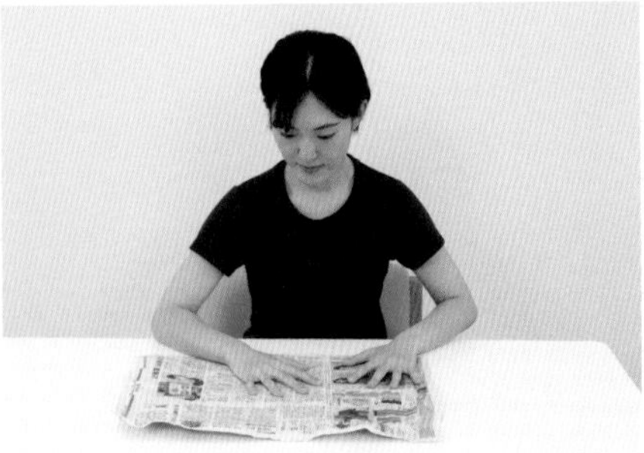

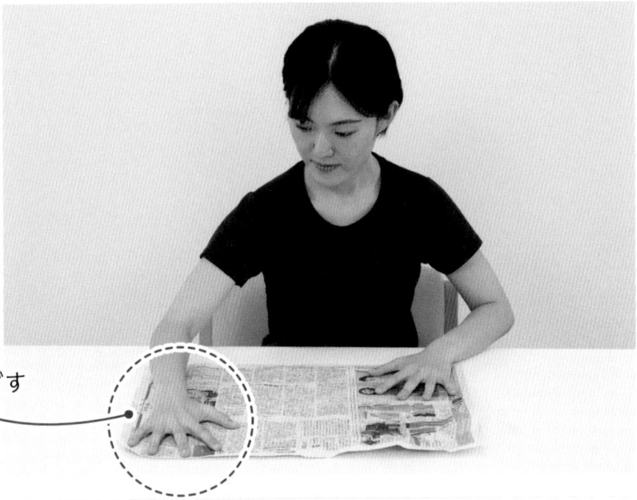

指は開いたままです

LEVEL UP!!

3-6 新聞紙ちぎり（裂く）

マヒ側の手で新聞紙を裂きます。上肢動作の総合的な訓練です。肩・肘・手首の動きを促します。STEP2-9（P52）のレベルアップメニューです。

目安 ▸▸ 新聞紙１枚・５回

マヒのないほうの手で新聞紙をしっかり押さえ、マヒ側の手で裂く

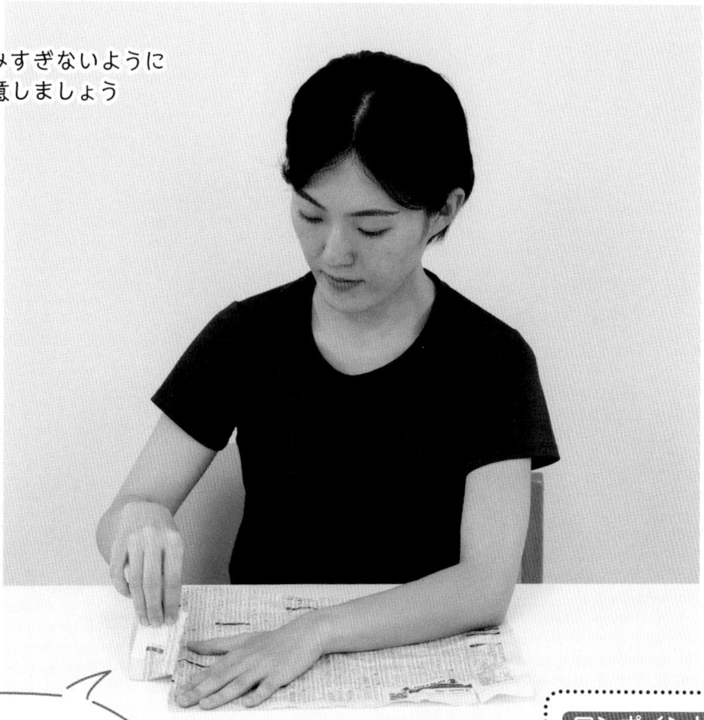
力みすぎないように
注意しましょう
親指・人さし指・中指で
しっかりつまんでいるこ
とを意識しましょう

ワンポイントアドバイス

動作が難しい人は、事前に新聞紙に切り込みを入れておくと、難易度が下がり、おこないやすいでしょう。

LEVEL UP!!

3-7 物品をつまむ（介助なし）

マヒ側の手だけで物品をつまみます。つまむ、運ぶ、離すという動作を促します。物品を離すことをとくに意識しましょう。STEP2-11（P54）のレベルアップメニューです。

目安 ▸▸ 20個

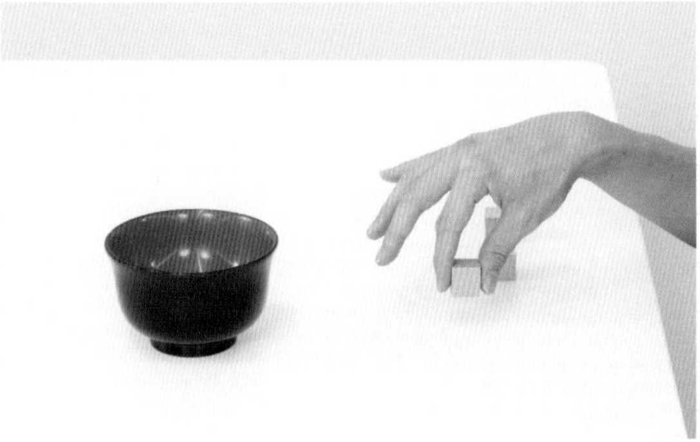

① ひとつずつ物品をつまむ

ワンポイントアドバイス

お椀など入れ物を2〜3個用意して、物品を分けて入れてもよいでしょう。

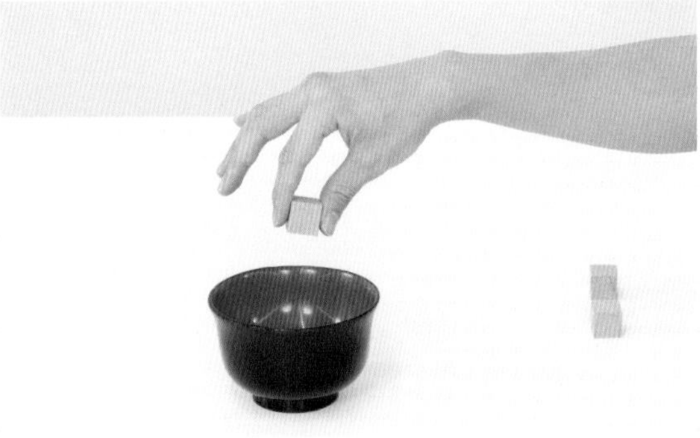

② 容器まで運ぶ

③ 物品を離す

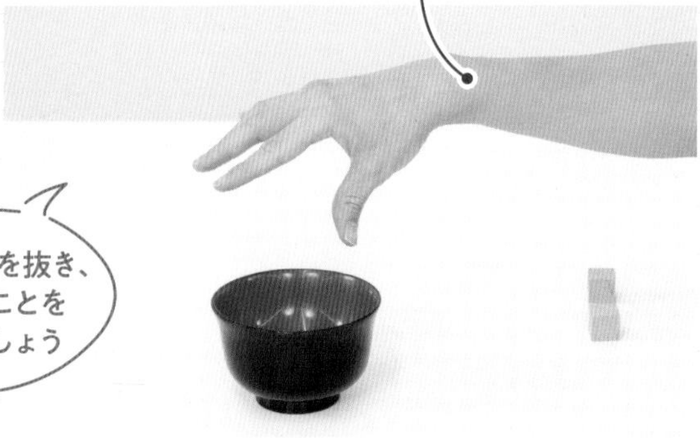

手首を曲げすぎないようにしましょう

一回一回力を抜き、物を離すことを意識しましょう

患者さんの声

物品を移動させる距離を変えながらおこなっています（近く→遠く）。

3-8 スポンジをつまむ

親指と他の指を順番に合わせていく、手指の操作性を向上させる訓練です。指が動く範囲で無理のないように、ゆっくりやってみましょう。

目安 ▸▸ 20セット

① スポンジを落とさないように輪ゴムで固定する

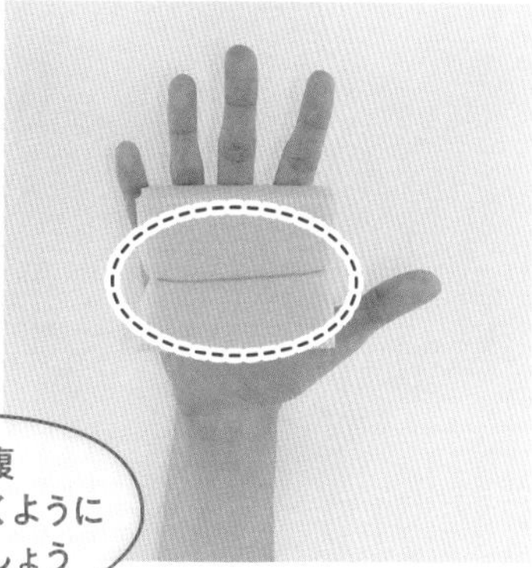

② 人さし指を合わせる

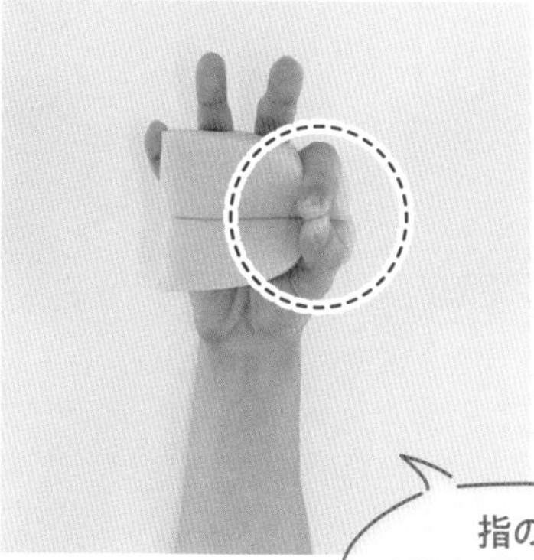

指の腹
どうしがつくように
意識しましょう

③ 中指を合わせる

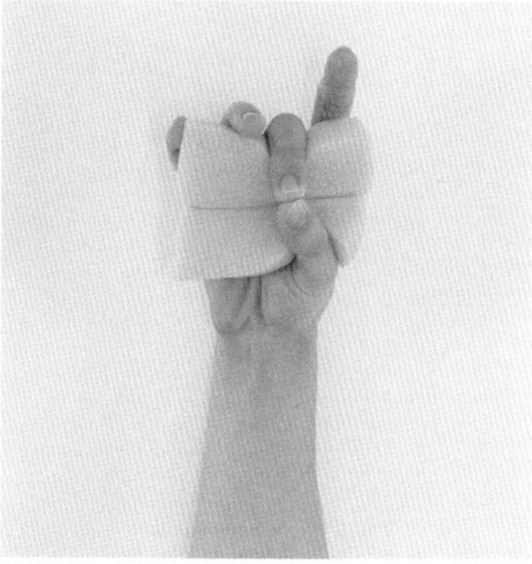

④ くすり指を合わせる

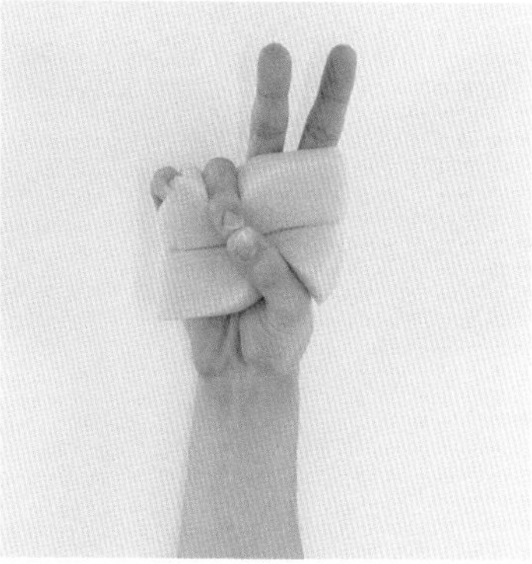

⑤ 小指を合わせる

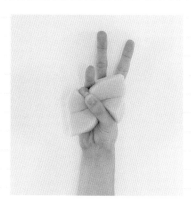

ワンポイントアドバイス

力んできたら、手指のストレッチをはさむようにしましょう。

3-9 トランプをめくる

トランプを使った細かい動きの訓練です。つまみ動作や手首を回す運動を促します。手のひらを返す動きがポイントです。できるだけ脇をしめておこないます。

目安 ▸▸ 20回

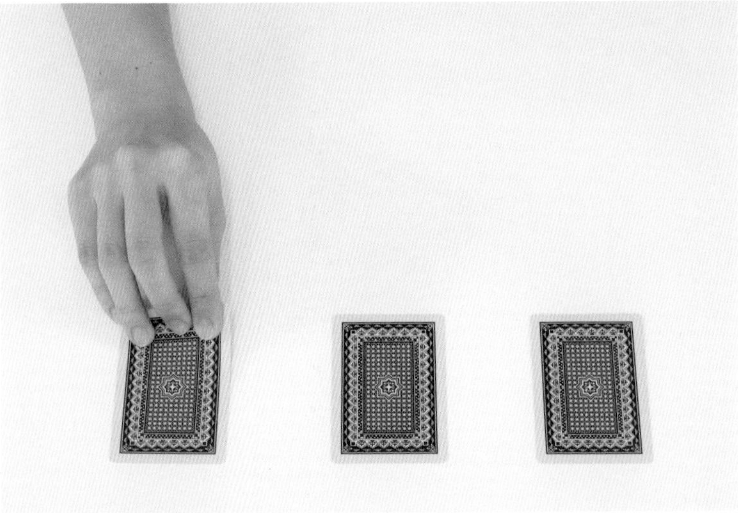

① 親指の先と他の指の腹を使いトランプをつまむ

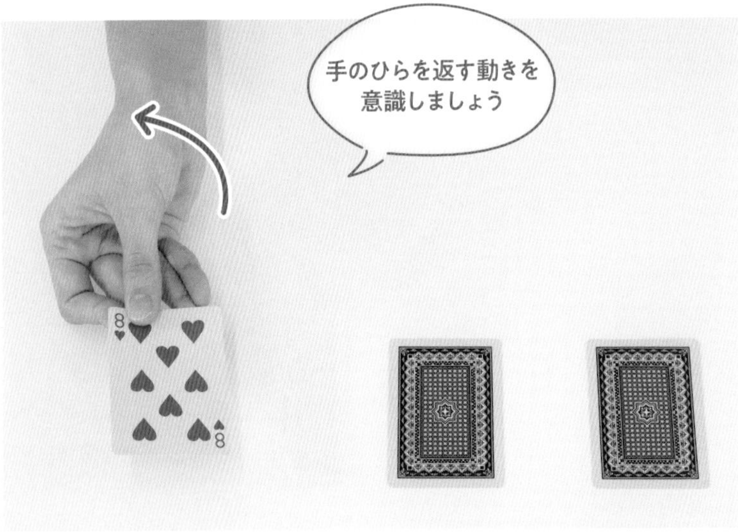

② トランプをめくる

ワンポイントアドバイス

トランプが滑りやすく、つまむことが難しい場合は、タオルを敷いた上でおこなうとよいでしょう。

3-10 日常生活動作 ボタンをとめる

ボタンをつまんで穴に通すことで、つまみ動作を維持しながら、肩・肘・手首のそれぞれ分離した運動になります。

目安 ▸▸ 10回

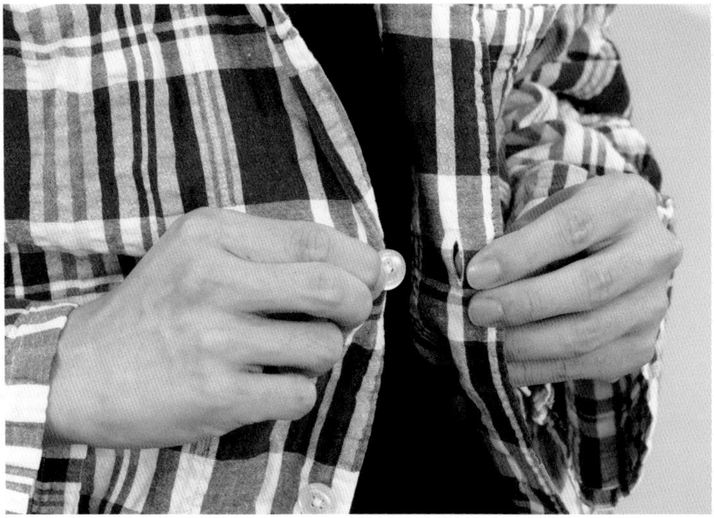

①

マヒ側の手でボタンをつまむ

（写真は左前合わせ、マヒ側が右手の場合）

ワンポイントアドバイス

右前合わせ、左前合わせ、どちらの衣類でも練習できます。右前合わせの場合は、マヒのないほうの手でボタンをつまみます。

②

マヒのないほうの手でボタンを引いて穴に通す

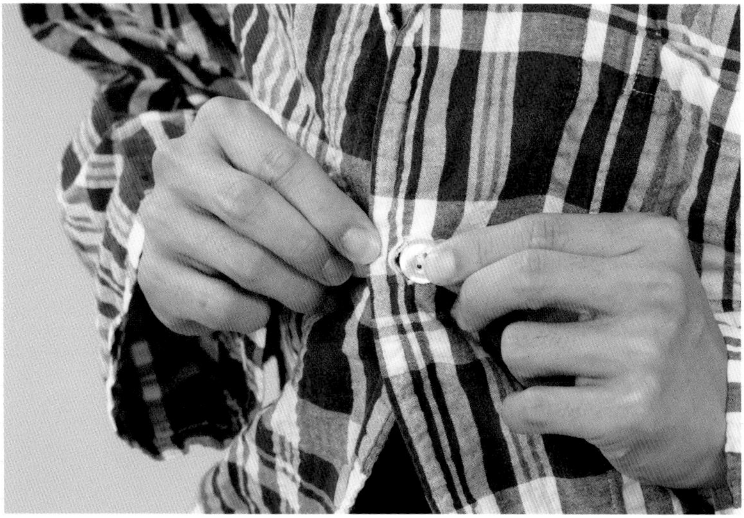

ワンポイントアドバイス

写真のように小さめのボタンでうまくできない場合は、大きめのボタンの衣類で練習してみましょう。

3-11 日常生活動作 ベルトを締める

バックルをつかむ、引っ張る、穴に入れるという動作で、つまみ動作を維持しながら、肩・肘・手首の協調運動になります。

目安 ▸▸ 1～2回

① マヒ側の手でベルトの端を引っ張る

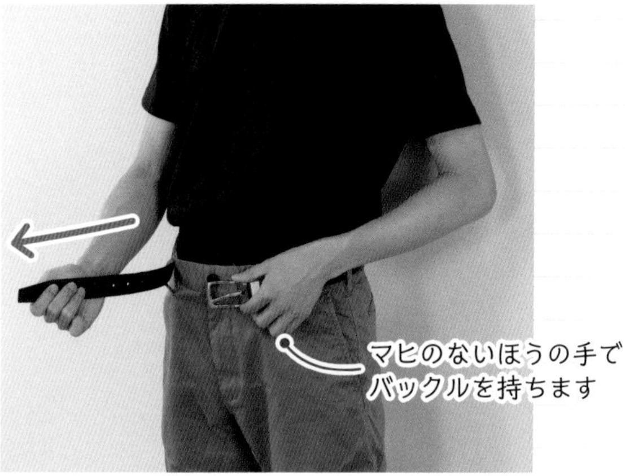

② ベルトを引きながら、ピン（ツク棒）を入れる穴を決めてさし込む

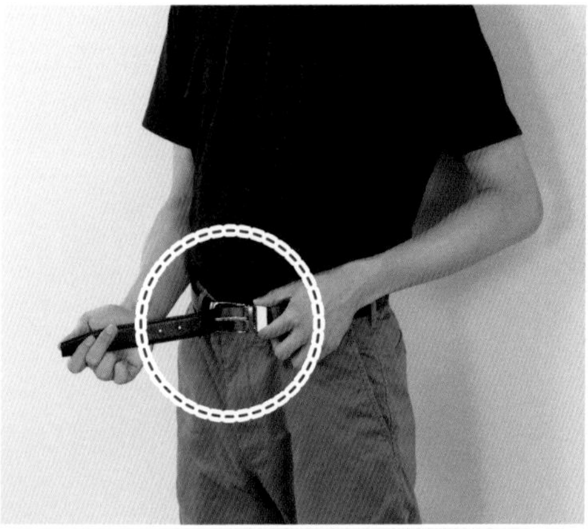

③ ベルト通しにベルトを入れて整える

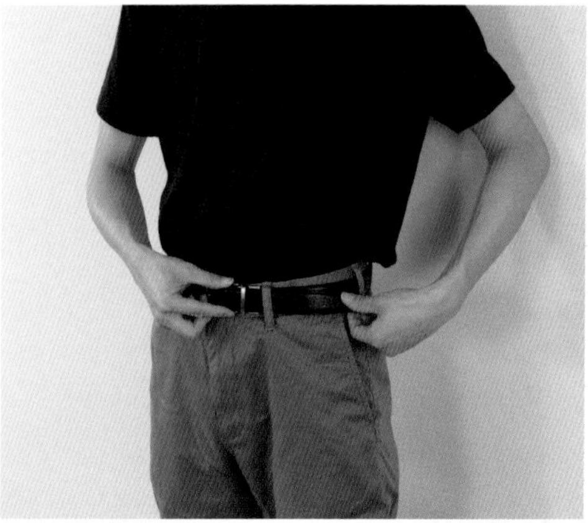

ワンポイントアドバイス

ベルトをはずすときも、マヒ側の手でベルトを引きながら穴からピンをはずします。

3-12 日常生活動作 髪を整える

ブラシの柄を持ち、髪に滑らせることで、にぎる動作を維持しながら、肩・肘・手首を滑らかに動かす運動になります。

目安 ▸▸ 2〜3回

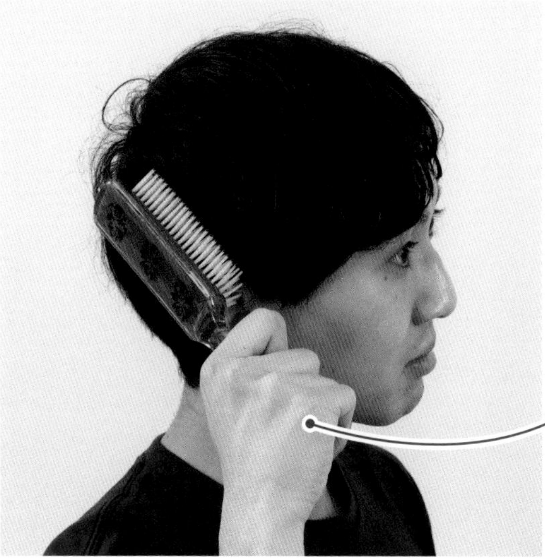

① マヒ側の手にブラシを持つ

ブラシのヘッドを持つと楽に
感じるかもしれませんが
柄をにぎるようにしましょう

② とかす

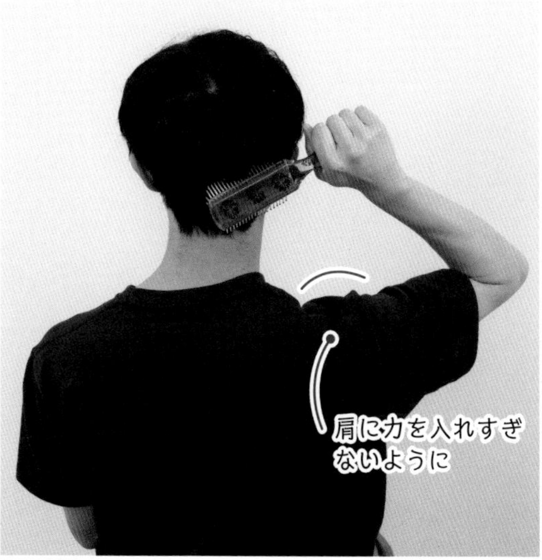
肩に力を入れすぎ
ないように

ワンポイントアドバイス

反対側の髪をとかすのは手首のコントロールが必要となるため、難易度は高くなります。マヒ側の髪からとかしてみましょう。できたら次に反対側の髪もとかします。

3-13 日常生活動作 髪を結ぶ

髪が結べる長さの人は訓練のひとつに加えてください。肩・肘・手首に加え、各指を滑らかに動かす運動になります。

目安 ▸▸ 5回

① マヒ側の手にゴムを持つ

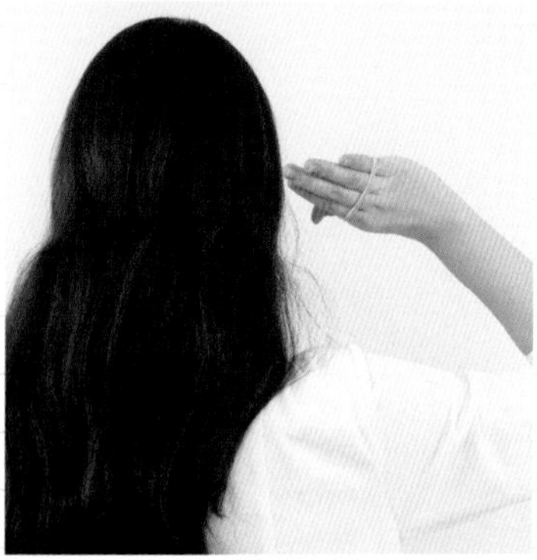

② 反対の手で髪を束ねる

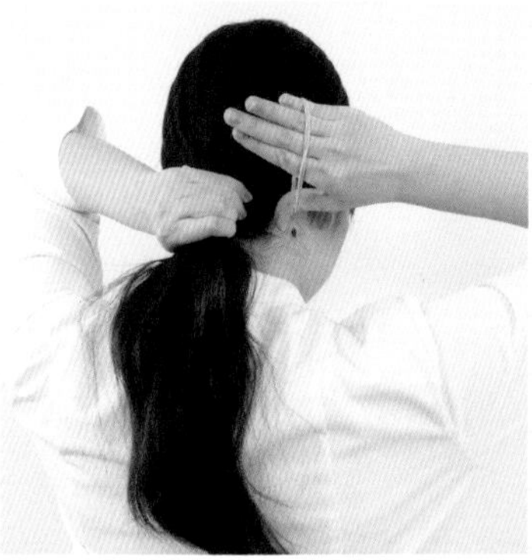

③ 髪の束にゴムを通す

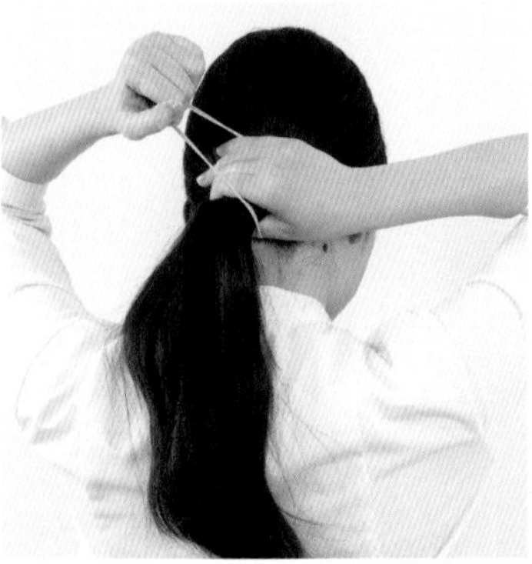

④ マヒ側の手で髪を押さえ反対の手でゴムを引く

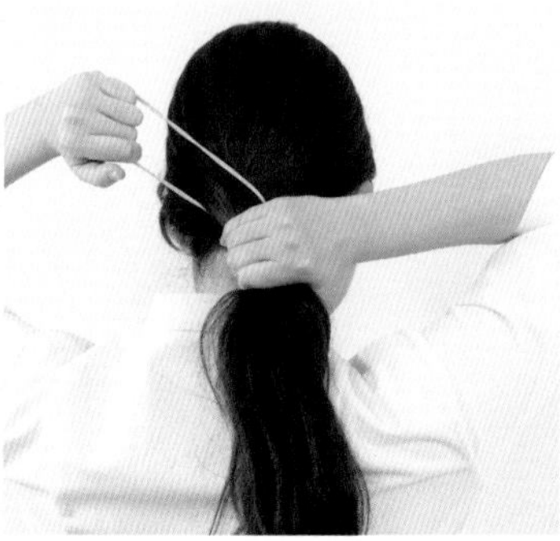

⑤ 髪を持ち替えてマヒ側の手でゴムを引く

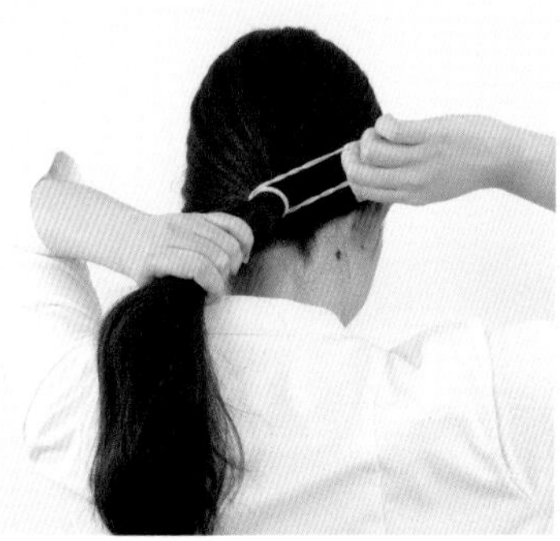

ワンポイントアドバイス

細かい指の動作のため、事前に手指のストレッチをすることをおすすめします。

3-14 日常生活動作 靴ひもを結ぶ

日常生活において難易度の高いつまみ動作と、両手の協調的な動きの獲得をめざします。マヒの状態によって、マヒのないほうの手もうまく利用するようにしましょう。

目安 ▸▸ 両足2回

① 両側のひもをクロスして持つ

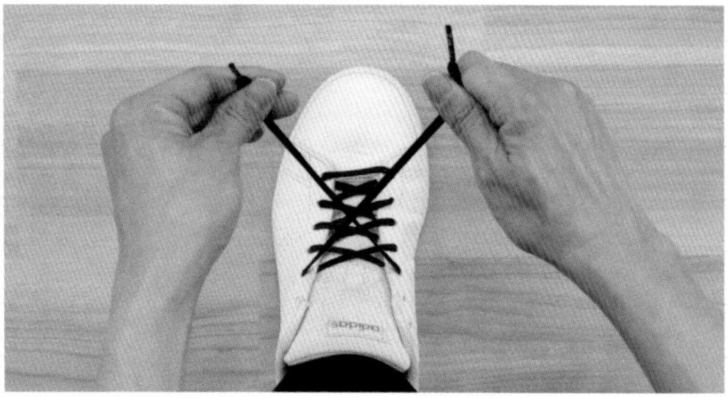

② 結ぶ

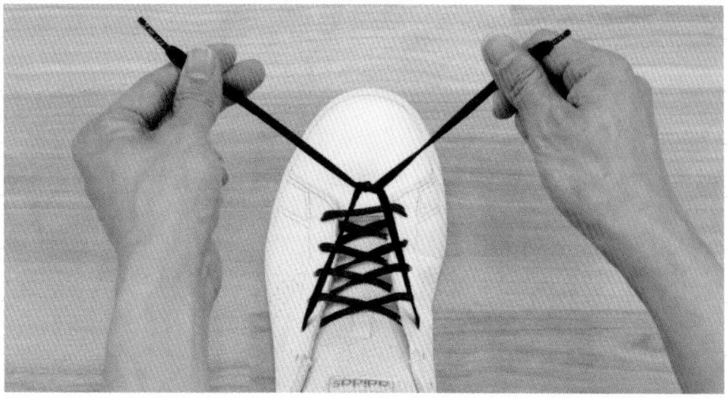

③ リボン結びをする

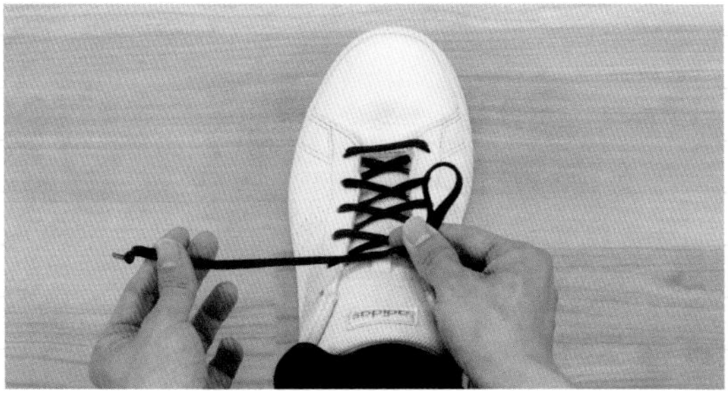

④ 輪の部分を引っ張り調整する

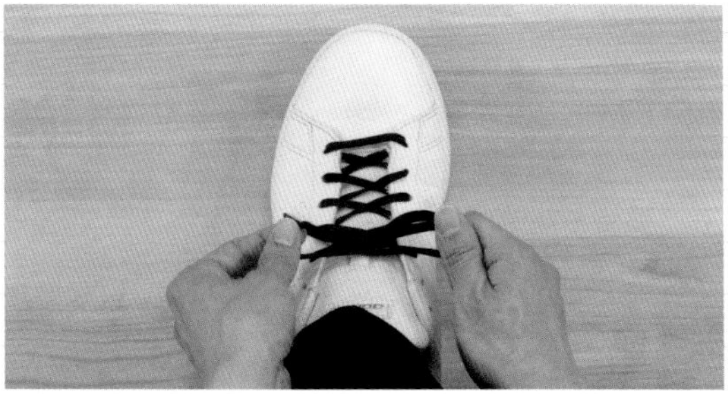

ワンポイントアドバイス

マヒ側の指をうまく使えない人は、②でマヒ側の手は端をつまんだまま固定して、マヒのないほうの手でひもをくぐらせます。

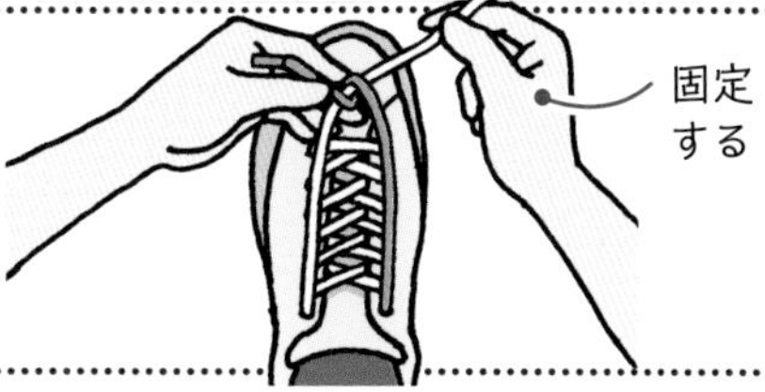

3-15 日常生活動作 洗濯物を干す

洗濯物を干す動作は、洗濯ばさみを使ってつまみ動作を促し、肩・肘の支持性および協調性を高めます。

目安 ▸▸ 5枚

① マヒ側の手で洗濯ばさみを開く

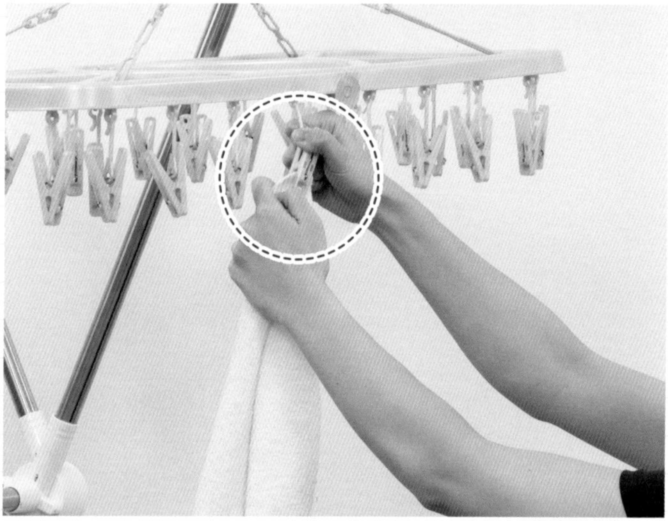

② 洗濯物をはさむ

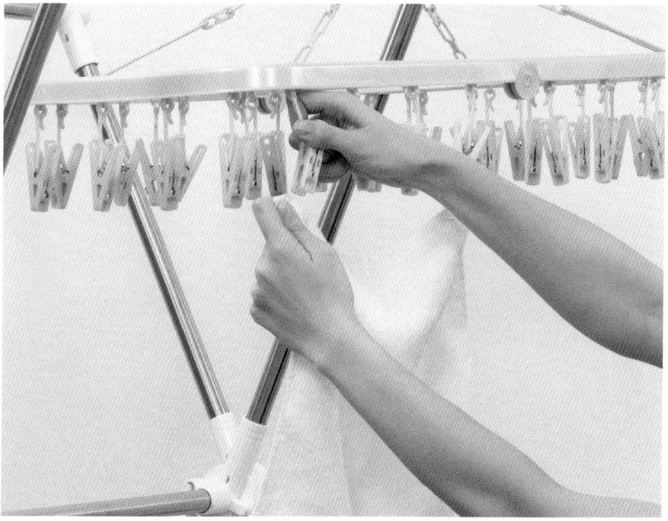

ワンポイントアドバイス

洗濯ハンガーの高さを低くすれば難易度は下がります。高さの調整で工夫してみましょう。洗濯物は軽めのタオルなどを少なめの枚数から始めましょう。

3-16 日常生活動作 箸を使う

福祉用具の箸の弾力を利用して、箸の操作ができるようになります。つまみ動作を維持しながら、肩・肘・手首のそれぞれ分離した運動をおこないます。

目安 ▸▸ お椀3杯分

① 一つ一つつまむ

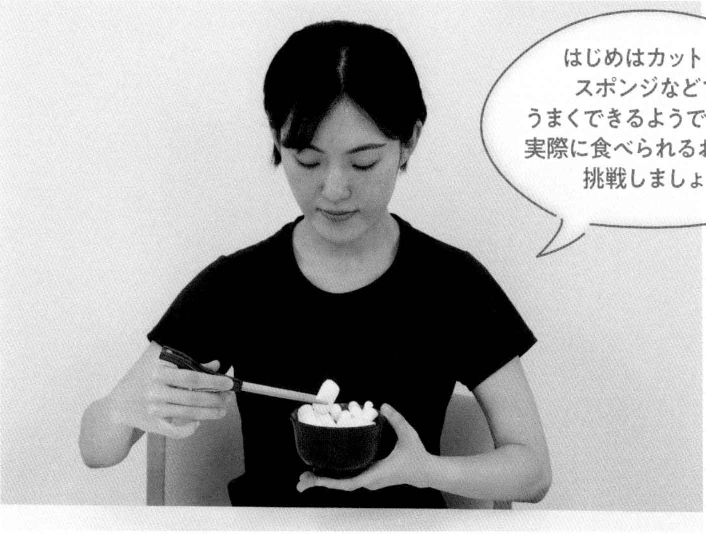

はじめはカットしたスポンジなどで。うまくできるようであれば、実際に食べられるおかずに挑戦しましょう

② 持ち上げる

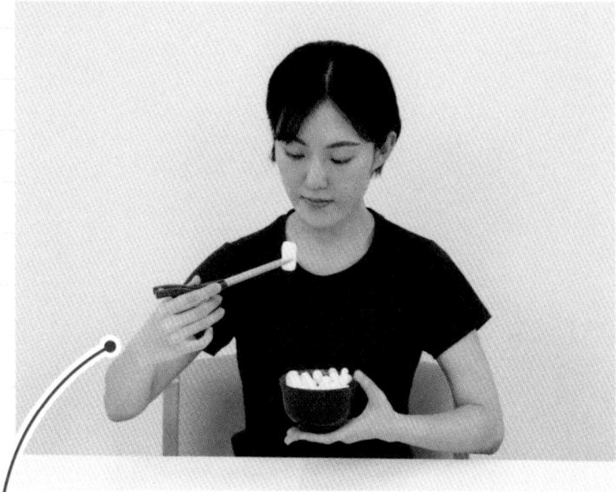

手首に硬さを感じたら、ストレッチをはさみましょう

ワンポイントアドバイス

福祉用具の箸は、指を固定し食品をつまみやすくするための滑り止めや、にぎりをサポートする部品がついています。右利き用・左利き用、サイズもいろいろあります。

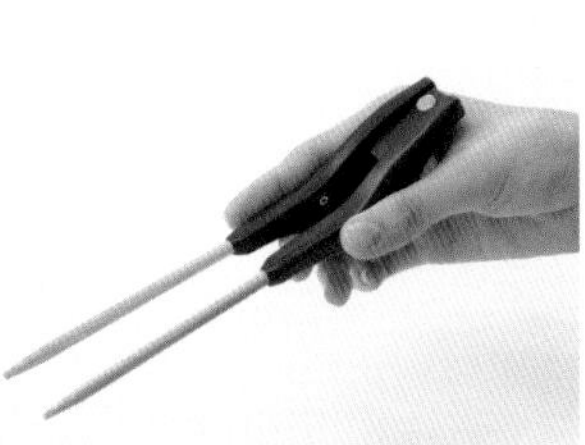

LEVEL UP!!

3-17 日常生活動作 食器を洗う

スポンジを持ち、手首を回すことで、肩・肘・手首のそれぞれ分離した運動をおこないます。軽いお椀から始めるとよいでしょう。STEP2-18（P61）のレベルアップメニューです。

目安 ▸▸ 5枚分

マヒ側の手でスポンジを持って器を洗う

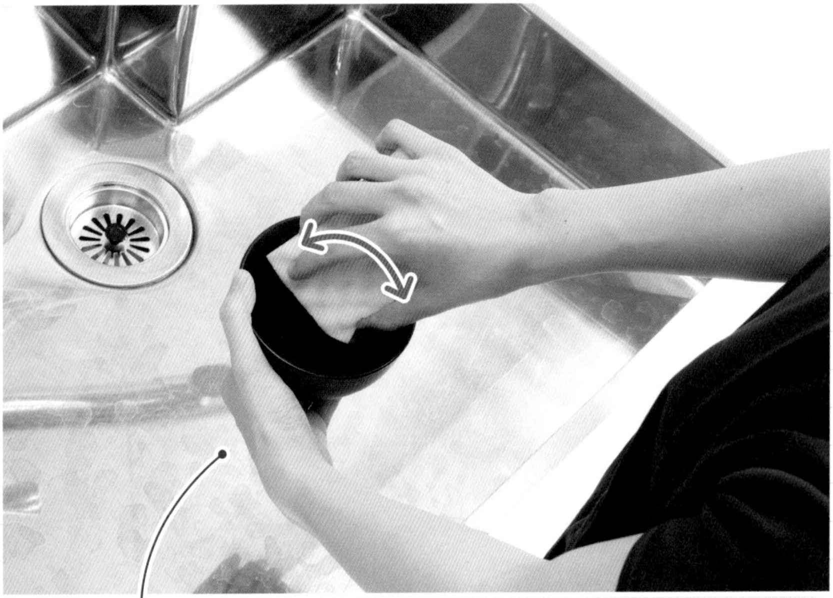

マヒのないほう
の手で固定

ワンポイントアドバイス

お皿を洗う場合もマヒのないほうの手でしっかり固定するようにしましょう。
肩や腕に力を入れすぎないように意識しましょう。

3-18 日常生活動作 背中を洗う

マヒ側の手を背中に回した状態でタオルをにぎり、肩・肘・手首のそれぞれ分離した運動をおこないます。

目安 ▸▸ 往復20回

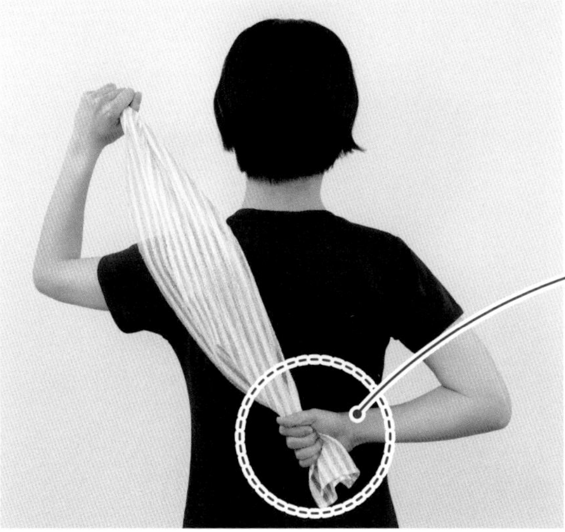

①

マヒのないほうの手は肩の上に、マヒ側の手は腰の位置でタオルの端を持つ

にぎりが離れないように持ちます。端を手に巻きつけてもよいでしょう

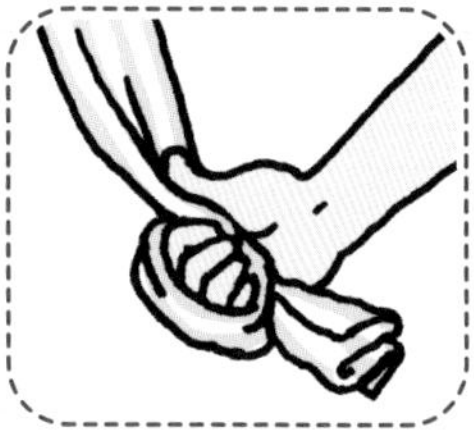

②

マヒ側の手を下方向に引っ張る

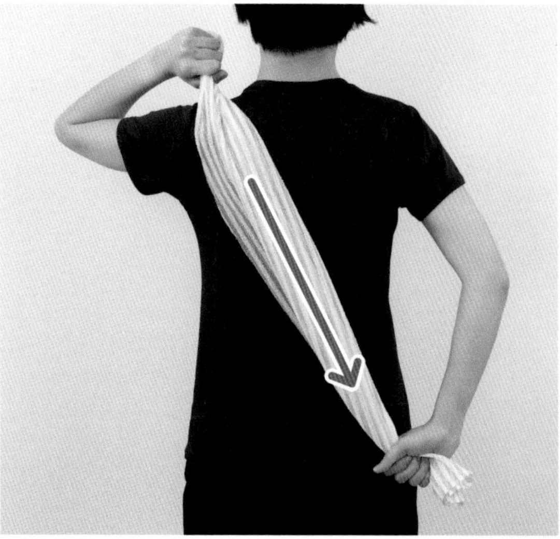

ワンポイントアドバイス

できる人はマヒ側の手を肩の上に、マヒのないほうの手を腰の位置にしてやや前方で上方向に引っ張ります。

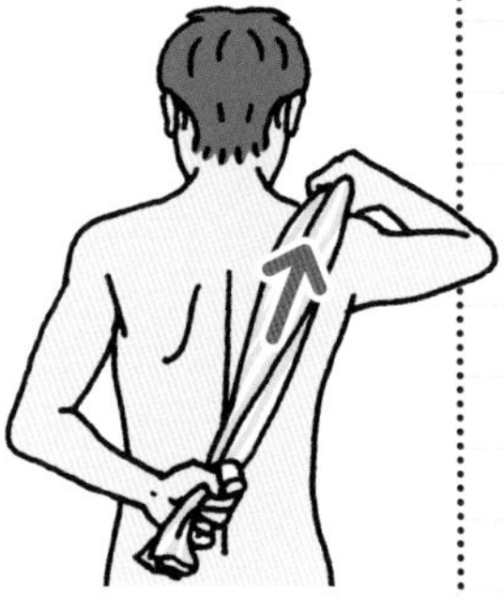

3-19 日常生活動作 袋を結ぶ

指の細かい動きを促します。レジ袋やゴミ袋を使って、持ち手部分の端をつまむというつまみ動作と、両手の協調的な動きの獲得をめざします。

目安 ▸▸ 5回

① 両手で持ち手の端をつまむ

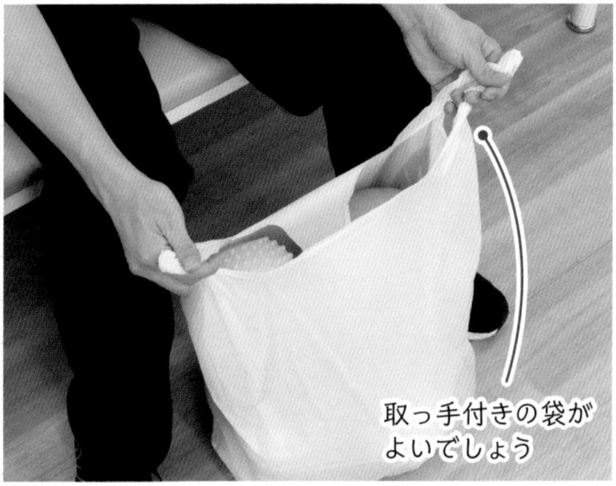

② クロスさせて結ぶ

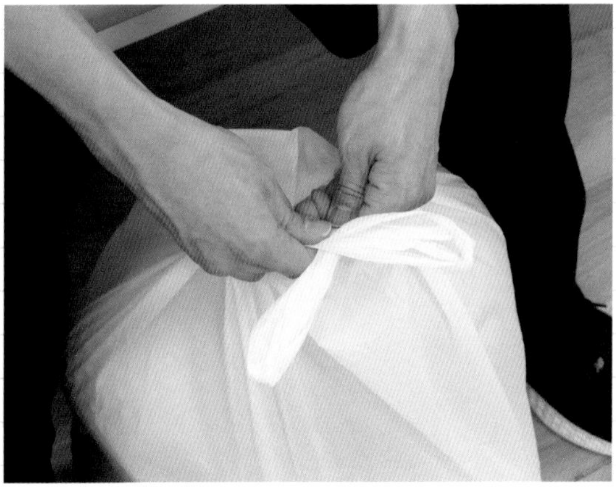

③ 左右に引っ張る

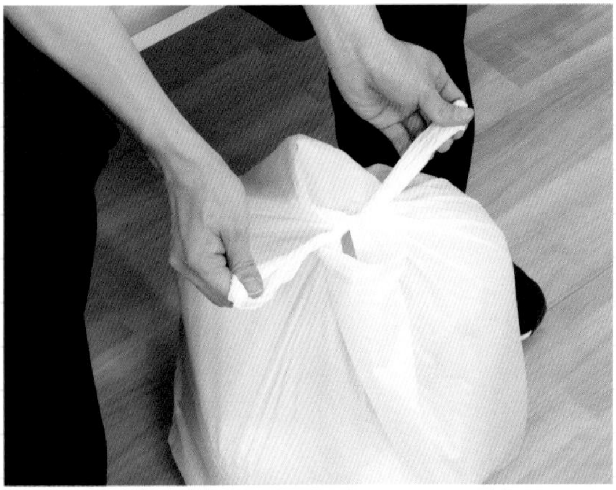

ワンポイントアドバイス

マヒ側の指をうまく使えない人は、マヒ側の手は端をつまんだまま固定して、マヒのないほうの手を使って結びます。小袋でも実践してみましょう。

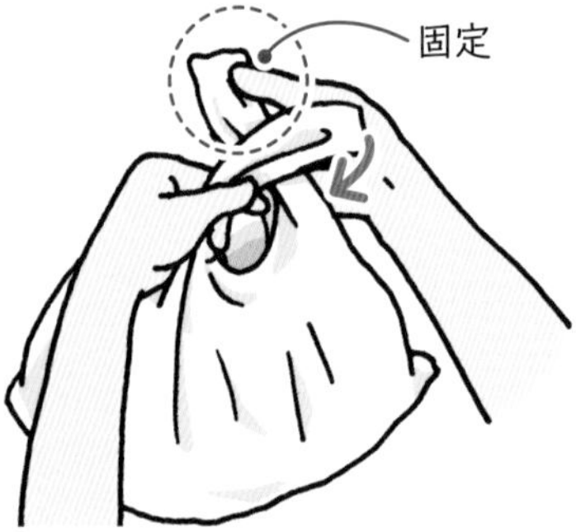

3-20 日常生活動作 字を書く

つまみ動作を維持しながら字を書くことで、肩・肘・手首の運動の微妙な調整力を高めます。力を入れすぎず、脇が開きすぎないように注意しましょう。

目安 ▸▸ 10字

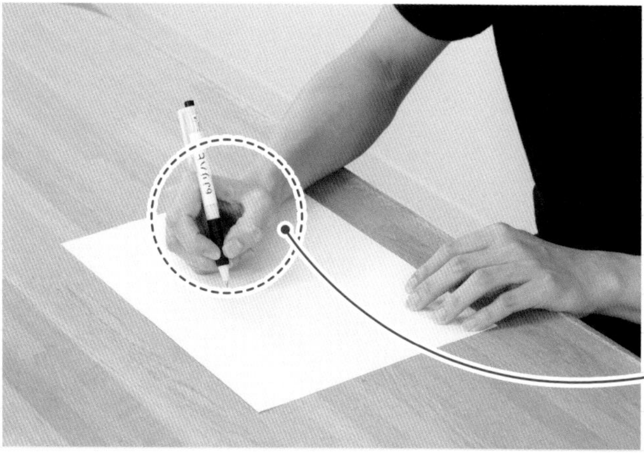

① マヒ側の手でペンを持ち、マヒのないほうの手で紙を押さえる

手首と指でペンをコントロールします

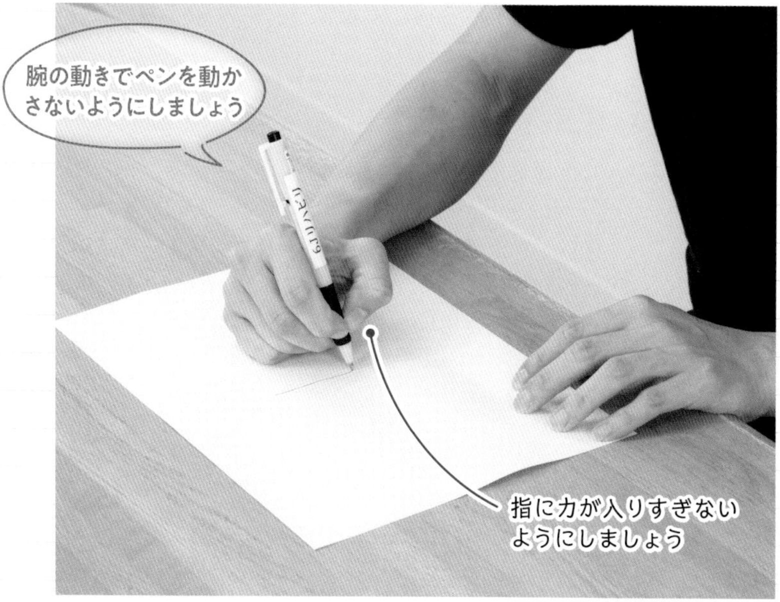
腕の動きでペンを動かさないようにしましょう
指に力が入りすぎないようにしましょう

② 書く

STEP 4

日常生活でどんどんチャレンジ！

肩から手指にかけて、より滑らかで素早く、力強い動きの獲得をめざす訓練を紹介します。積極的に日常生活で手を使うことで難易度の高い動作もできるようになります。

【対象】STEP３の次の段階をめざす人

4-1 手首のグルグル運動

手首を回すことで操作性を高めます。

目安 ▸▸ 20回

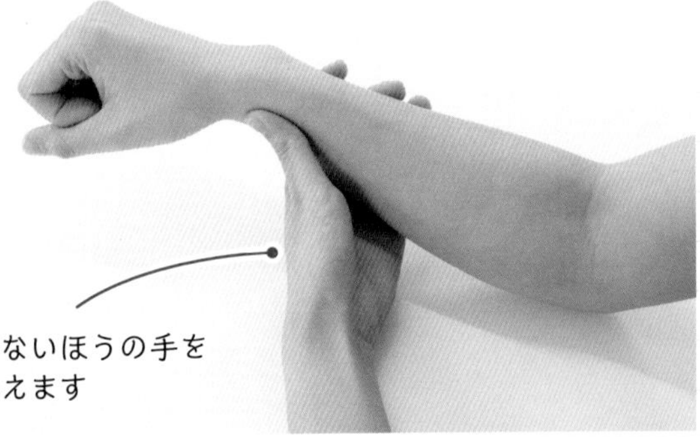

マヒのないほうの手を
軽く添えます

① マヒのないほうの手でマヒ側の手首を支える

② 手首をグルグル回す

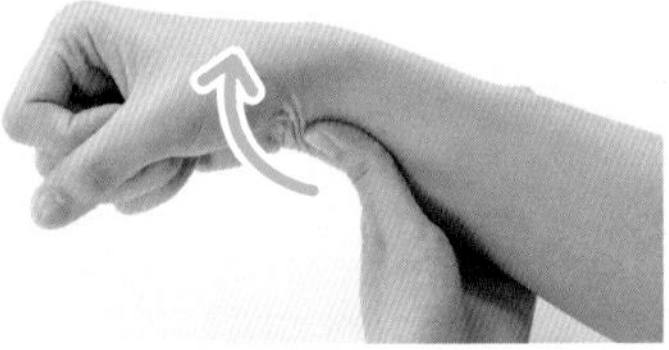

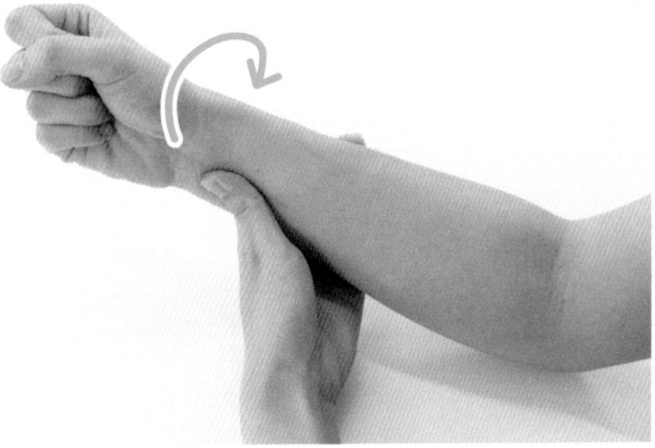

肩や肘には力を入れず
手首だけを動かすように
意識しましょう

4-2 ボール回し運動（片手）

手のひらに小さなボールをのせて、回します。親指と他の指を動かすことでスムーズな動きの獲得と力の加減を調整できるようになります。

目安 ▸▸ 20回

① マヒ側の手のひらに
ボールを2個おく

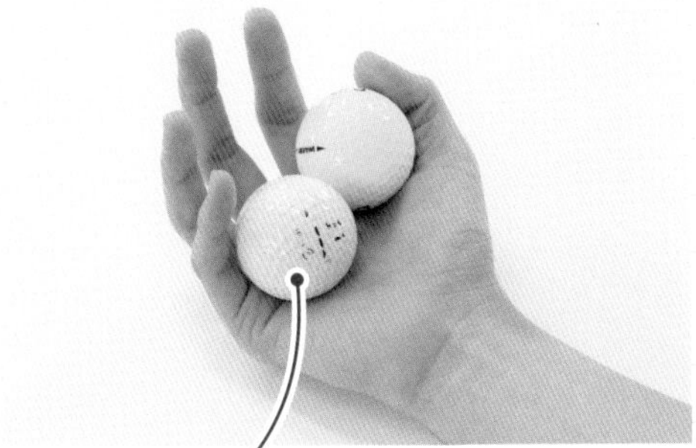

ゴルフボールなどが
おすすめです

② 指を使って
ボールを回す

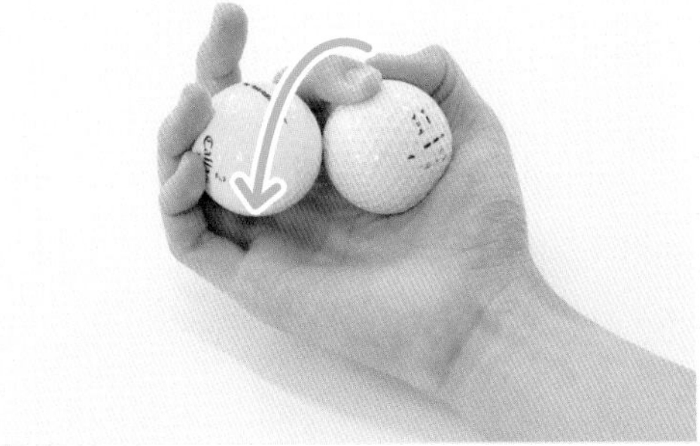

肩に力が入りすぎない
ように意識しましょう

③ 左右に入れ替える

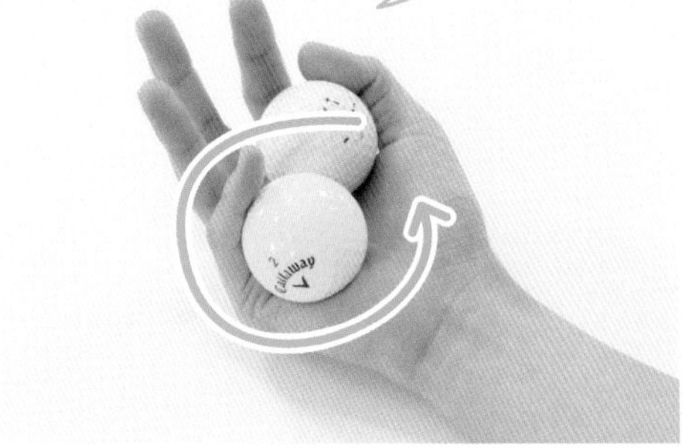

ワンポイントアドバイス

ボールを落としたときに転がらないように、テーブル上でタオルを敷いておこなうとよいでしょう。

4-3 肘の曲げ伸ばし運動（片手）

ペットボトルを使った肘の曲げ伸ばし運動です。500mlのペットボトルを使いましょう。重さがあるので、筋力強化が期待できます。

目安 ▸▸ 20回

上半身は動かないように腕を意識しましょう

① ペットボトルを胸元から前につき出す

② 胸元に戻す

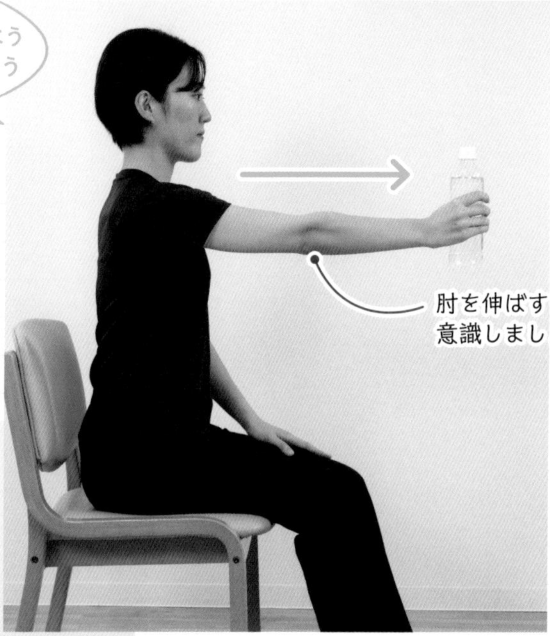

肘を伸ばすように意識しましょう

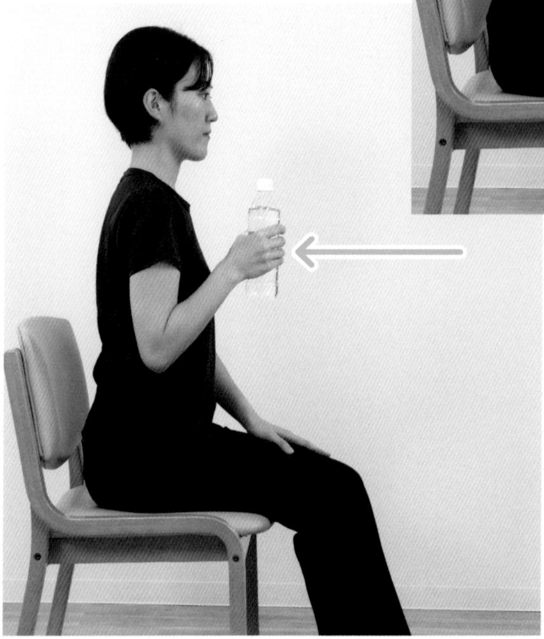

ワンポイントアドバイス

ペットボトルの水の量を調整して無理のない負荷から始めるとよいでしょう。

4-4 日常生活動作 歯を磨く

歯ブラシを持ったまま、手首をさまざまな方向に動かします。肩・肘・手首のそれぞれ協調した運動になります。力を入れすぎないように注意しましょう。

目安 ▸▸ 毎食後

口に歯ブラシを入れ小刻みに歯を磨く

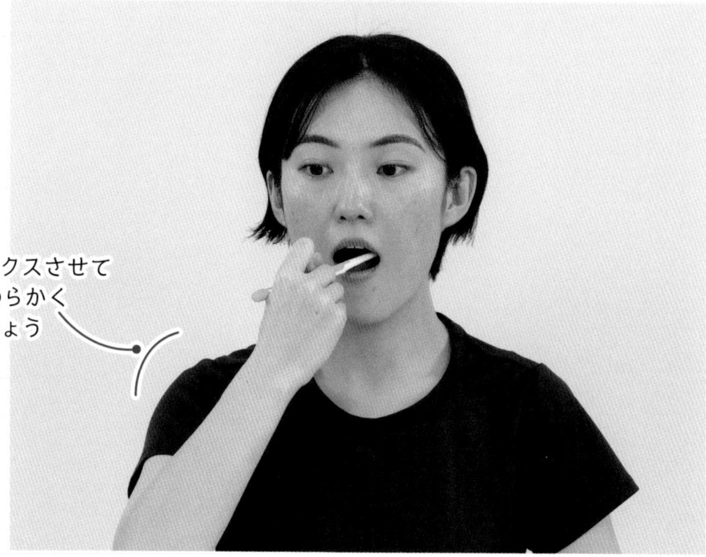
肩はリラックスさせて
手首をやわらかく
動かしましょう

磨き方のポイント

❶歯ブラシを鉛筆持ち（親指と人さし指で軽くつまむ）にします。STEP2や3の人のステップアップとして挑戦する場合は、歯ブラシの柄をにぎって持ちます。
❷右マヒであれば右側に、左マヒであれば左側に食べかすが残りやすくなります。食べかすがたまりやすい場所を重点的に磨きます。
❸口の中の状態や腕との位置関係がうまく感じられない場合は、鏡を使いましょう。視覚的に確認することでおこないやすくなります。

4-5 日常生活動作 調理道具を使う（フライ返し・包丁）

フライパンやフライ返しを持って調理します。肩・肘・手首のそれぞれ協調した運動になります。包丁を使うときは、力を入れすぎるとあぶないため、ゆっくりおこないましょう。

目安 ▸▸ 調理時

フライ返しを使う

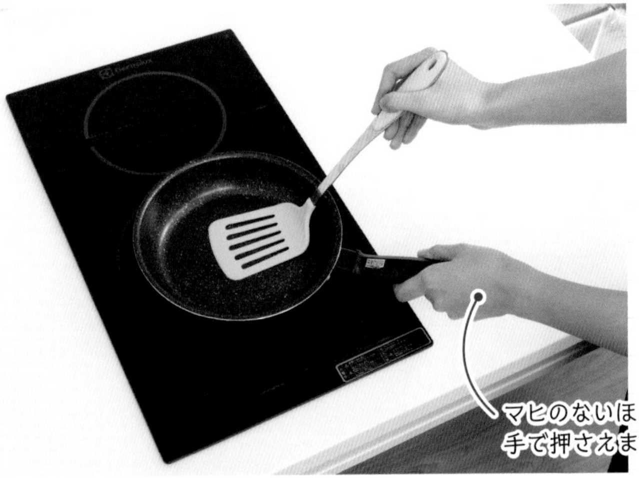
マヒのないほうの
手で押さえます

ワンポイントアドバイス

フライ返しはシリコン製が軽くておすすめです。また、フライパンは重くなく、安定しているものを選ぶと使いやすいでしょう。

包丁を使う

まな板を使う際は
濡れぶきんを敷いて
安定させるとよいでしょう

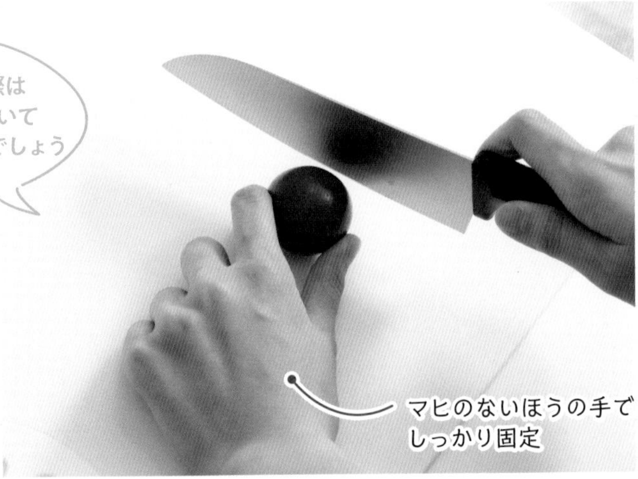
マヒのないほうの手で
しっかり固定

ワンポイントアドバイス

食材を切るとき脇をしめるようにしましょう。力を入れやすくなるので、切りやすくなります。

STEP 4

日常生活でどんどんチャレンジ!

4-6 日常生活動作 調理道具を使う（菜箸・ピーラー）

菜箸、ピーラーを使ってにぎる動作を維持しながら、肩・肘・手首のそれぞれ協調した運動になります。ピーラーは力を入れすぎるとあぶないため、ゆっくりおこないましょう。

目安 ▸▸ 調理時

菜箸を持って調理する

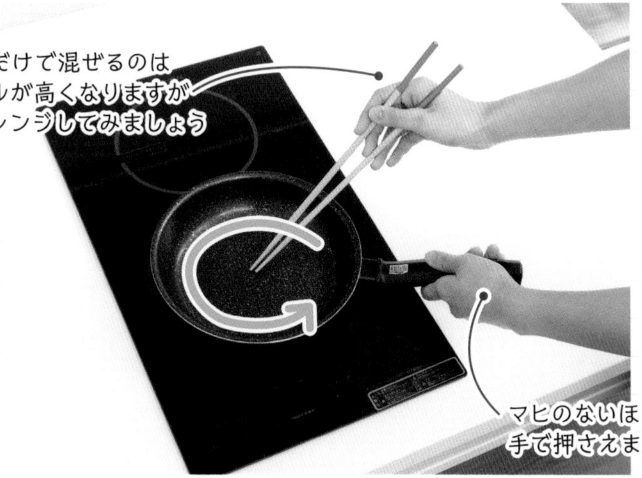
手先だけで混ぜるのは
レベルが高くなりますが
チャレンジしてみましょう
マヒのないほうの
手で押さえます

ワンポイントアドバイス

細い菜箸は、手先に力が入らないとつかみにくいので、扱いにくさを感じたらトングでも代用できます。混ぜるときにもつかむときにも便利です。

ピーラーで皮をむく

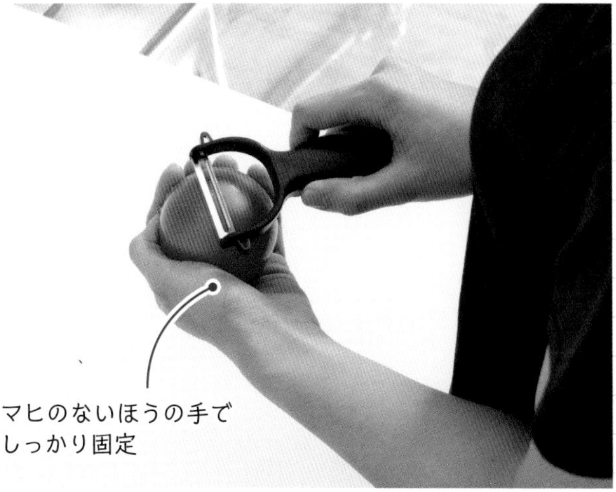
マヒのないほうの手で
しっかり固定

ワンポイントアドバイス

ピーラーは持ち手の面積が広く端に向かって幅が太くなっている形状のものを選ぶと、手から抜け落ちにくく力も入れやすいでしょう。

4-7

日常生活動作 パソコン・スマホを使う

手先を上手に使う練習になるため、積極的に取り入れましょう。ただし、手指や腕に疲れが出ないように長時間の使用には注意しましょう。

目安 ▸▸ 1時間程度

キーボードを打つ

肩に力が入らないように意識しましょう

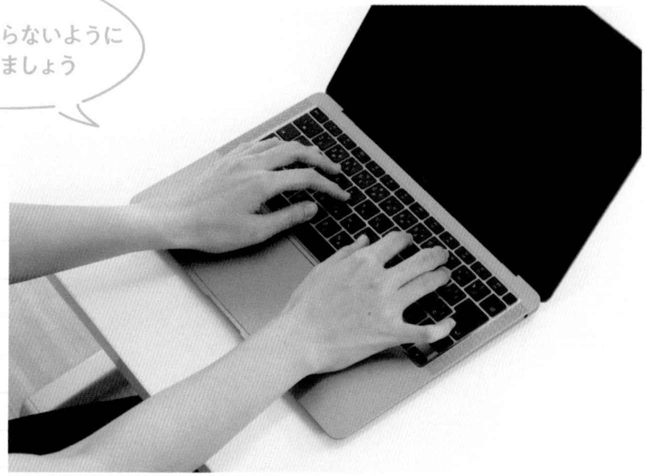

ワンポイントアドバイス

姿勢が悪いと、手首や腕が疲れるのでよい姿勢で、適宜、休憩して手首や指のストレッチをしましょう。

スマホを使う

ワンポイントアドバイス

手首を固定しない「片手持ち×片手操作」や小指で支えるのはタブーです。スマホの下に小指を添えるとき関節にねじりが加わります。小指の負担が大きくなると、痛みやしびれなどの原因になるので注意しましょう。

これはNG

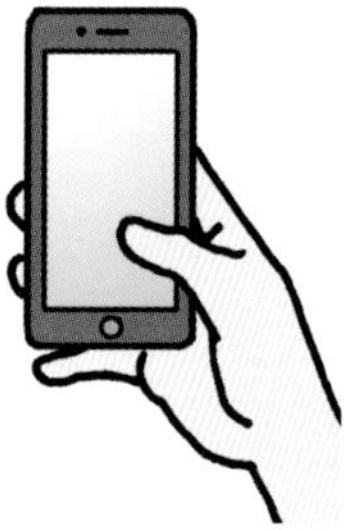

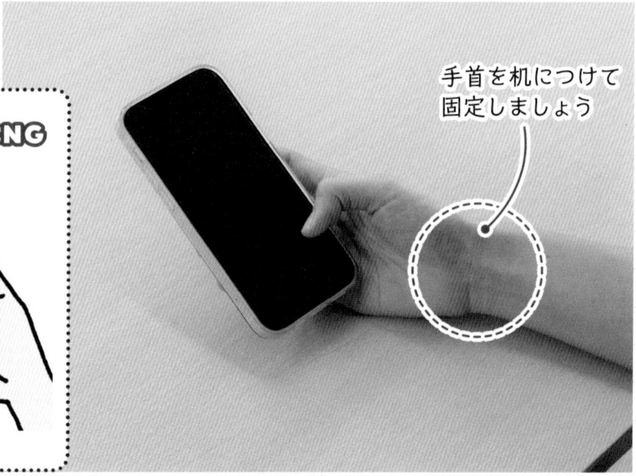
手首を机につけて
固定しましょう

4-8 日常生活動作 アクセサリーをつける

ピアスやネックレスなどのアクセサリーを装着するという細かい動作は、手先を上手に使う練習になります。積極的に日常に取り入れましょう。

目安 ▸▸ 1～2回

ピアスをつける

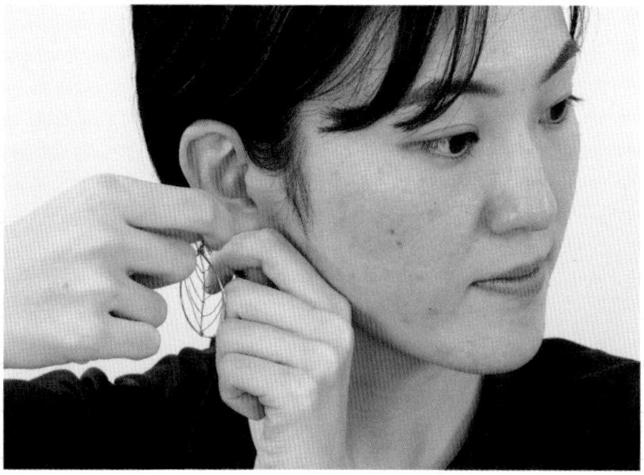

ネックレスをつける

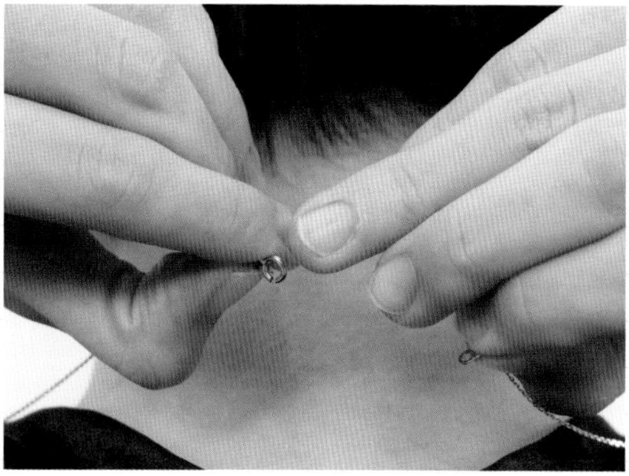

① マヒのないほうの手で引き輪のツマミを動かして輪を開く

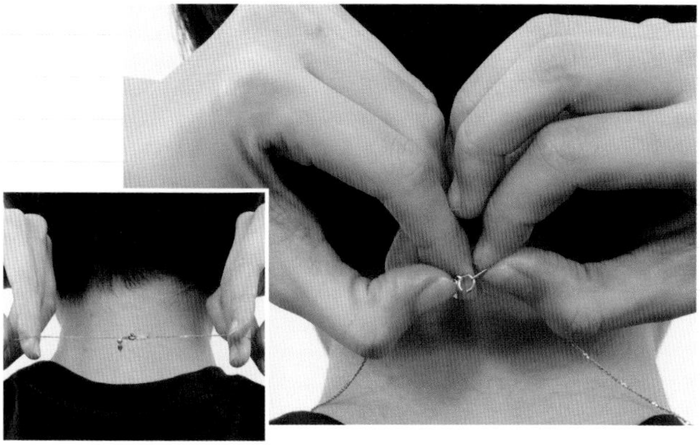

② マヒ側の手に持ったチェーンの端を引き輪に入れる

ステップアップをめざそう

STEP1～3の訓練メニューを、重りをつけたり、時間を設定してスピードを意識したり、からだに少し負荷をかけながら挑戦してみましょう。

手首に重りをつけたり、速度をアップさせたりする訓練メニュー

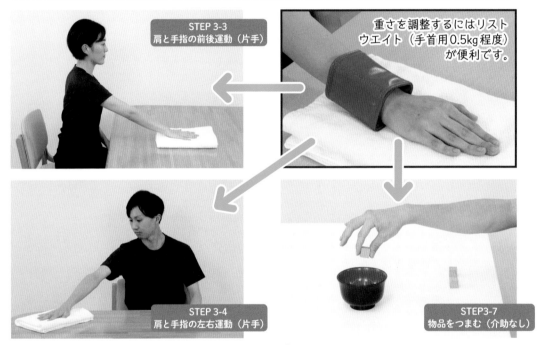

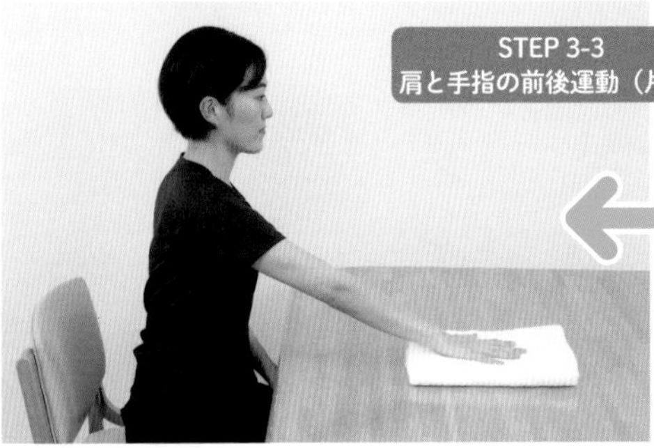

STEP 3-3
肩と手指の前後運動（片手）

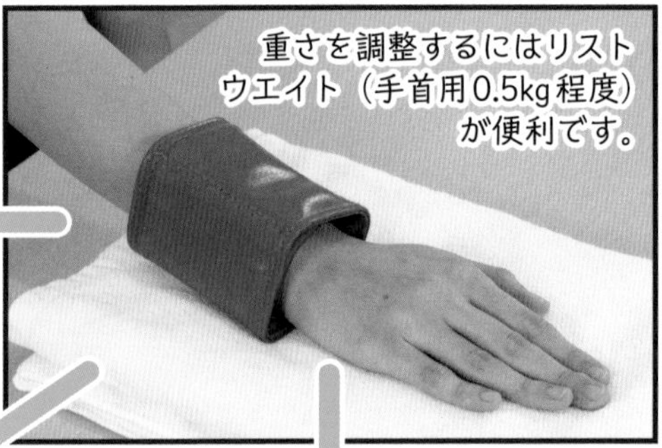

重さを調整するにはリストウエイト（手首用0.5kg程度）が便利です。

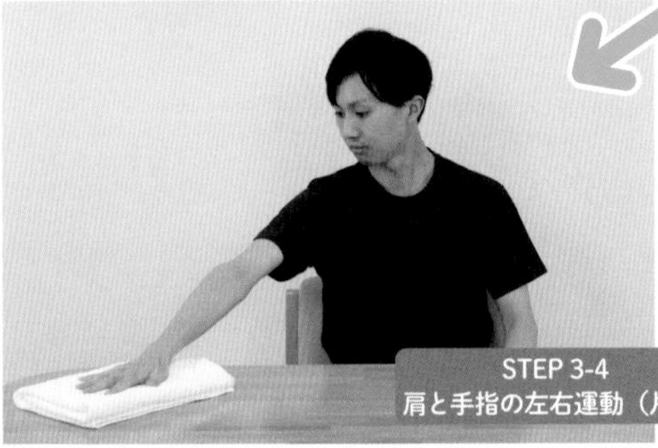

STEP 3-4
肩と手指の左右運動（片手）

STEP3-7
物品をつまむ（介助なし）

チャレンジポイント

❶ 速度を調整するには、普段おこなっている訓練よりテンポを上げてみましょう。（スマホのメトロノーム機能などがあるアプリの活用もおすすめです）

❷ 手首に重りをつける訓練には、STEP1-5の「バンザイ運動（座って）」（P32）、STEP2-1の「棒の空間保持運動」（P44）、STEP2-6の「肘の曲げ伸ばし運動」（P49）も適しています。

❸ 訓練中に指のにぎり込みがおこったり、からだのバランスを崩してしまいそうになったら休憩を入れ、ストレッチをしましょう。

Part 3
回復を促す治療法編

積極的にリハビリテーション治療に取り組むための、磁気刺激療法と集中的作業療法によるNEURO®、ボツリヌス療法、そして最新療法を紹介します。

軽度・中等度マヒへの治療法

進化したリハビリテーション治療「NEURO《ニューロ》®」

磁気刺激療法と作業療法の組み合わせで、手や指が動かしやすくなるなど改善がみられる治療法です。

磁気刺激療法のしくみ（一般的な慢性期の上肢マヒの場合）

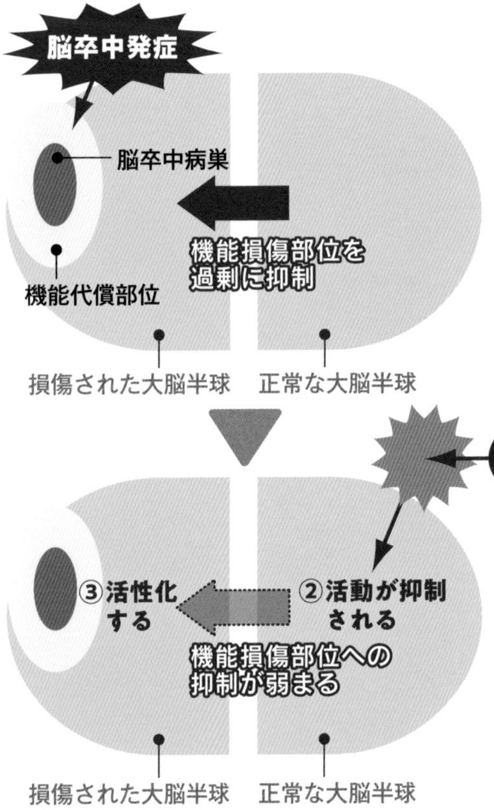

脳卒中発症
脳卒中病巣
機能代償部位
機能損傷部位を過剰に抑制
損傷された大脳半球
正常な大脳半球
①磁気刺激を与える
②活動が抑制される
③活性化する
機能損傷部位への抑制が弱まる
損傷された大脳半球
正常な大脳半球

大脳半球間のバランスが崩れる

大脳は、左右の脳が互いに助け合うように働いていますが、どちらかの脳（大脳半球）が脳卒中などで損傷を受けると、そのバランスが崩れてしまいます。その結果、正常な大脳半球が、損傷を受けた大脳半球の働きを過剰に抑制してしまいます。

磁気刺激を正常な大脳半球に与える

磁気刺激で正常な大脳半球の活動を抑制させ、正常な大脳半球から損傷を受けた大脳半球にかかる抑制を弱めることで、損傷を受けた大脳半球は活性化します。

NEURO® とは

NovEl Intervention Using Repetitive TMS and Intensive One-to-one training

軽度、中等度の上肢マヒの改善をめざす治療法で、「磁気刺激療法（TMS）」と「集中的な作業療法」を組み合わせたものです。磁気刺激療法は確かに脳卒中後の上肢マヒが改善するものの、その程度は軽微で効果の持続も短いという課題がありました。これに対して、NEURO® では集中的な作業療法を併用することで、障害を受けた大脳の機能を活発化させ、機能障害を改善することが期待できます。2008 年 4 月より慈恵医大病院リハビリテーション科グループが世界に先駆けて臨床化して体系化したものです。

NEURO®の流れ

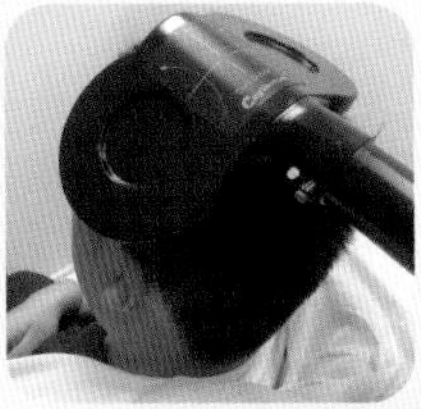

実際に治療している様子
（右脳が損傷を受けた
左マヒの人のケース）

**連続的に大脳に
磁気刺激を与える
（磁気刺激療法）**

**痙縮《けいしゅく》（つっぱり）を
おさえる**

痙縮が強くなると、ほとんどの
場合、腕や指が内側に曲がり
込む（屈曲パターン）。ストレッチで
ある程度、伸ばすこともできるが、
磁気刺激を与えると、この痙縮が
弱くなって本来の動作が
しやすくなる

**集中的に
訓練する**

**マヒの程度にあった訓練
（STEP 2～4）を集中的に
して屈曲パターンに
打ち勝つ動作を
覚えさせる**

適応基準

❶年齢が16歳以上である。 ❷認知症や重篤な精神疾患ではない。 ❸透析をしていない。 ❹頭蓋内に金属（クリップなど）が入っていない、心臓ペースメーカーが入っていない。 ❺少なくとも1年間は痙攣の既往がない（抗痙攣薬は服用していても問題ない）。脳波検査で特別な異常がない。 ❻全身状態が良好である（発熱、栄養障害、重度心疾患、体力低下などがない）。 ❼日常生活が自立している（自ら移動できるなど生活上では介助が要らない）。 ❽脳機能障害を原因とする上肢マヒ、失語症、高次脳機能障害などを呈している。

平均して1週間で改善がみられる

NEURO®の入院期間は約2週間ですが、平均して最初の1週間で改善がみられます。

連日、磁気刺激を受けることで、脳卒中によっておこってしまった左右の脳のバランスの障害を是正し、痙縮を軽減させます。その後、障害に基づいた適切な訓練により使い方を再学習することで、今までよくならないとされていた手の機能が改善され、日常生活に活かせるようになります。

いくつかの適応基準がありますが、前提としてマヒの程度が「手首を曲げないで、指でグー・パーができる。少なくとも親指・人さし指・中指の3指を曲げたり伸ばしたりできる」人が対象となります。

現在、この理念に賛同している病院（全国10ヵ所以上）で施行しています。

重度マヒへの治療法

重度マヒでもあきらめない「ボツリヌス療法」

腕も上がらない、肘も伸びない、指も開かない、重度マヒの上肢機能の改善にはボツリヌス療法とストレッチを中心とした訓練を併用します。

ボツリヌス療法の流れ

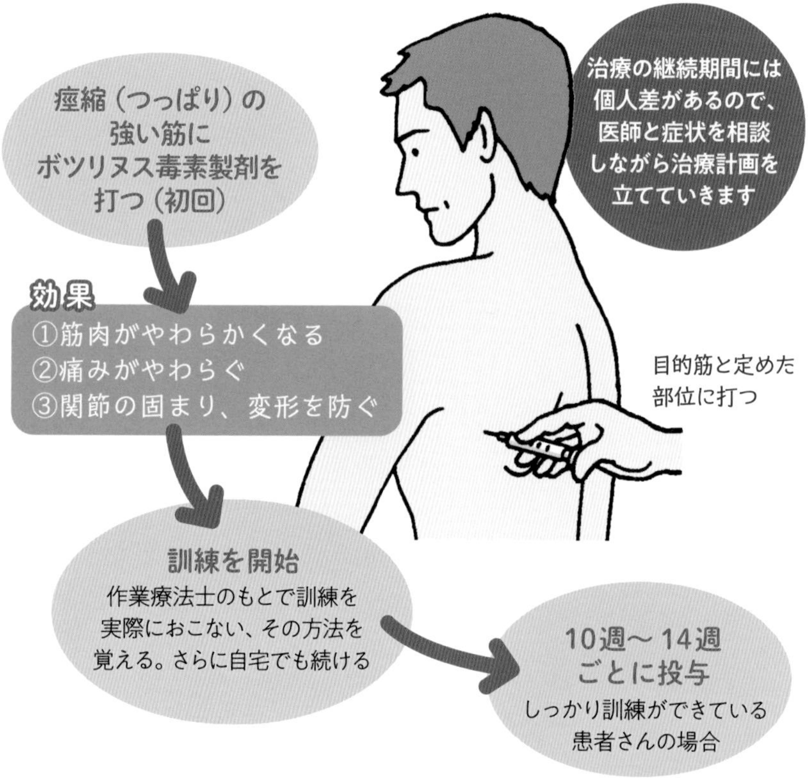

痙縮（つっぱり）の
強い筋に
ボツリヌス毒素製剤を
打つ（初回）
効果
①筋肉がやわらかくなる
②痛みがやわらぐ
③関節の固まり、変形を防ぐ
訓練を開始
作業療法士のもとで訓練を
実際におこない、その方法を
覚える。さらに自宅でも続ける
10週～14週
ごとに投与
しっかり訓練ができている
患者さんの場合
治療の継続期間には
個人差があるので、
医師と症状を相談
しながら治療計画を
立てていきます
目的筋と定めた
部位に打つ

ボツリヌス療法とは

食中毒の原因菌であるボツリヌス菌が作り出すボツリヌス毒素を筋肉内に注射する治療法です。ボツリヌス毒素は、神経終末に作用し、筋肉を緊張させるアセチルコリン（神経伝達物質の一種）の放出を阻害する作用を持っています。そのため筋肉の収縮が抑えられます。

治療に使用するボツリヌス毒素は、人工的に1000倍以上に薄めて薬として精製したものなので、安全で全身に害を及ぼすものではありません。ボツリヌス療法は、保険適用の治療法ですが、現在（2024年6月）ボトックス製剤とゼオマイン製剤の2種類が使用できます。

投与のケース例（左マヒ）

腕を上げる訓練をしやすくする

肩関節の可動域の制限がみられる場合、肩周辺の筋の痙縮が強いため、大胸筋と広背筋を中心に投与します。さらに上腕二頭筋に打つと肘が伸ばしやすくなります。

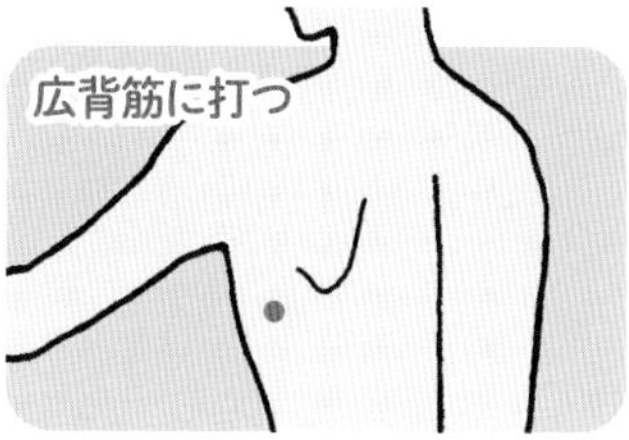
広背筋に打つ

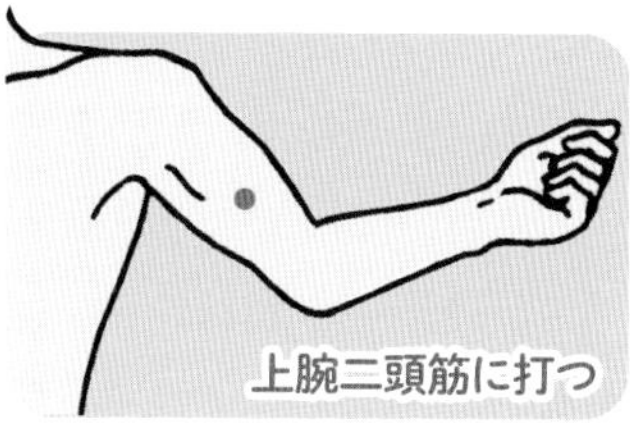
上腕二頭筋に打つ

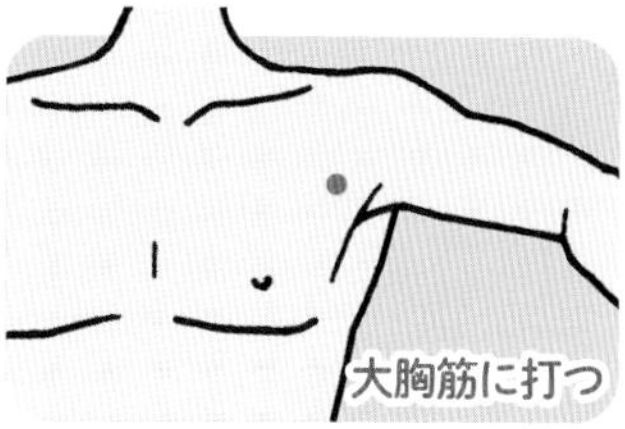
大胸筋に打つ

手首を反らせる訓練をしやすくする

手首の痙縮が強くて内側に入り曲がっている人が多くいます。手首を外側に伸びやすくするために、円回内筋、橈側手根屈筋、長掌筋、尺側手根屈筋などに打ちます。

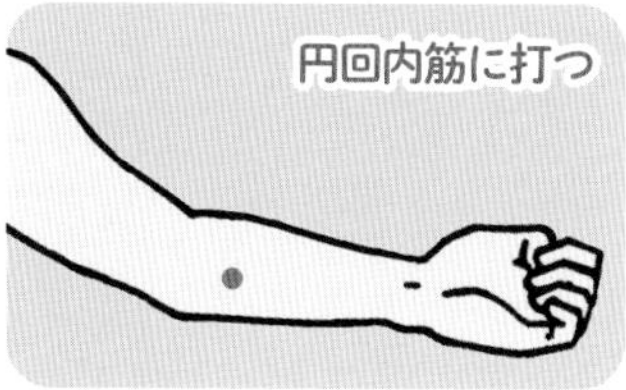
円回内筋に打つ

手指を開く訓練をしやすくする

“にぎりこぶし”のようになっている場合がほとんどです。とくに親指がぎゅっと内側に入っていることがよくあります。指の関節のどの部分に痙縮が強いかで、虫様筋、浅指屈筋、深指屈筋、長母指屈筋、母指内転筋に打ち分けます。

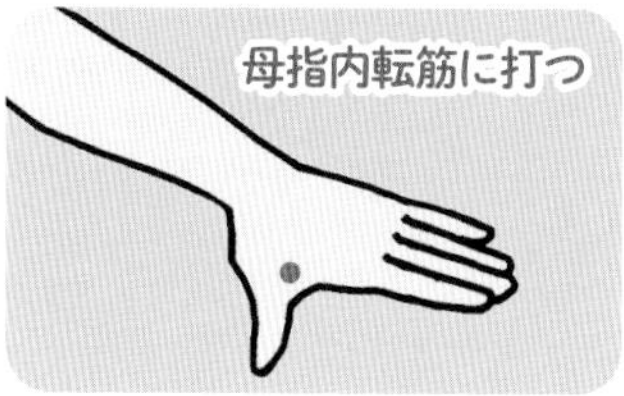
母指内転筋に打つ

効果持続期間は2ヵ月半〜3ヵ月程度

一般的には、ボツリヌス療法の効果は投与後、2〜3日で徐々に表れ、1週間程度で安定し、通常2ヵ月半〜3ヵ月半持続します。投与後、きっちりとしたストレッチをするとすぐに効果が表れることも多くあります。この効果が続いている期間にしっかり訓練に励みます。

1回目の投与後、ゼオマイン製剤は10週から12週ごとに、ボトックス製剤は12週から14週ごとに投与します。

投与後の訓練をしないとまた打つ前と同じ、つっぱった状態に戻るので、本書で紹介しているストレッチや運動は大切です。

自主的に訓練をしない人には、この治療法は不向きです。改善がほとんど認められない場合が多くあります。

「体外衝撃波療法」と「ハンドジグリング」

痙縮（つっぱりやこわばり）がある上肢の改善に有効な治療法を紹介します。さまざまな方法を併用してさらなるステップアップをめざしましょう。

痙縮治療の最新情報

リハビリテーション治療は進化し続けています。ここでは痙縮治療の最新情報を紹介します。体外衝撃波療法の対象は STEP2、3 の人、ハンドジグリングの対象は STEP1、2、3 の人です。

ハンドジグリング

ハンドジグリングは、ストレッチの訓練がうまくできない人のための自主トレーニング機器です。

とくにボツリヌス療法後はストレッチが重要ですがこの機器を使うことで同様の効果が得られます。

ジグリングとは小刻みに関節を動かすことです（日常生活で見られる「貧乏ゆすり」をさすことも）。この方法を利用して、他動的ゆすり運動をおこなって、上肢の痙縮を軽減させます。

上下左右に揺動するハンドアームに腕や手をのせることで、前腕、上腕、手首、指のストレッチになります。テレビを見ながらでもできる、ストレッチの効果を発揮する画期的な機器です。

発売：2024年秋発売予定
企画：東京慈恵会医科大学
　　　リハビリテーション医学講座
問い合わせ先：Shisei Medical 株式会社
https://shiseimedical.jp

体外衝撃波療法

医療機関でおこなわれる体外衝撃波療法は、足底腱膜炎の治療に有効とされ保険適用されています。

写真のような装置で衝撃波を患部に照射して、疼痛軽減や組織修復を促す治療法です。近年、週に1回程度、体外衝撃波の照射を続けることで、痙縮も軽減させることがわかってきました。ボツリヌス療法の効果を高めるために同療法と併用する場合が多く、リハビリテーション専門病院などで受けられます。

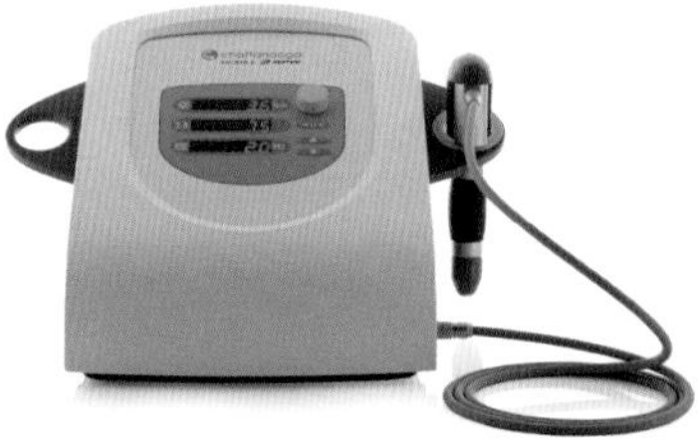

chattanooga™ の
拡散型ショックウェーブ

リハビリテーション治療Q＆A

Q　NEURO® でよくなった状態は持続しますか？

A　日常生活で使用頻度が増えるため、退院後の１ヵ月再診では、退院時よりさらに機能が改善していることがよくあります。なかでもマヒ側が利き手の人にその傾向があります。

一方、マヒ側が非利き手の場合は、退院時とほとんど機能が変わらない人や、入院時よりは機能が向上しているものの退院時より機能は落ちている人も少なからず見受けられます。これは使用頻度によるものです。ふだんからよく使うことを意識していれば、いったん獲得した機能はほとんど落ちません。日々の積み重ねが大切なのです。

Q　発症から数十年たってもつっぱりがあります。ボツリヌス療法の効果はありますか？

A　あります。重要なのは、そのときの機能とやる気です。しかしボツリヌス療法だけではだめです。訓練を併用しないと意味がありません。発症から期間がたってしまっていると重度のマヒがある人は拘縮《こうしゅく》を伴った痙縮がある場合が多く、痙縮は拘縮の改善を阻害します。ボツリヌス療法はその痙縮に対して効果があります。

Q　トレーニンググッズは効果的ですか？

A　家庭での継続的な訓練には、トレーニンググッズを利用するのもよいでしょう。OBA《オバ》ロールは、ひょうたん型の形状で、テーブルなどの上で使用できる訓練道具です。凹み部分に手や腕をのせるなどして前後のころがし運動をすることで上肢の伸長運動が簡単にできます。STEP1、2、3の人に有効です。

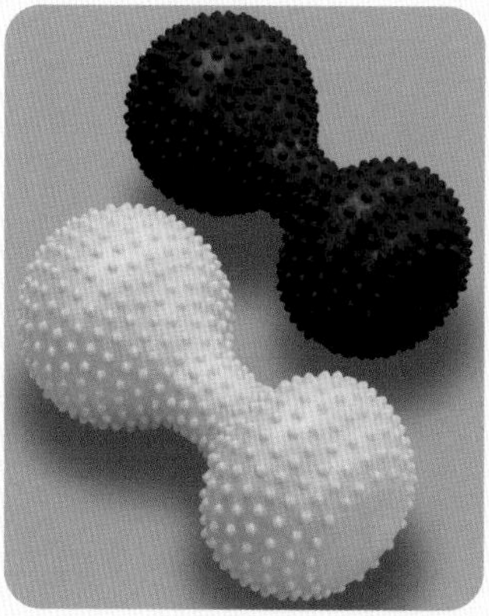

OBAロール（インターリハ社製）
参考価格：《片手用》3,980円（税別）https://www.irc-web.co.jp/oba_roll

■監修者プロフィール

安保雅博（あぼ・まさひろ）

1990年東京慈恵会医科大学卒業。93年神奈川リハビリテーション病院、96年東京都立大久保病院の各リハビリテーション科医員、98〜2000年スウェーデンのカロリンスカ研究所・病院に留学、帰国後、東京慈恵会医科大学リハビリテーション医学講座講師、同病院診療部長を経て、07年より東京慈恵会医科大学リハビリテーション医学講座主任教授。09年より首都大学東京客員教授、15年より京都府立医科大学大学院医学研究科客員教授を併任。16年より東京慈恵会医科大学附属病院副院長。磁気刺激療法と集中的作業療法を組み合わせた療法「NEURO®」およびボツリヌス療法を積極的におこなっている。編著、共著に『上肢ボツリヌス療法とリハビリテーション医療』（新興医学出版社）、『何歳からでも 丸まった背中が2ヵ月で伸びる！』（すばる舎）などがある。

健康ライブラリー

腕《うで》が上《あ》がる　指《ゆび》が動《うご》く
脳卒中《のうそっちゅう》によるマヒのための
リハビリテーション・ハンドブック

2024年6月4日　第1刷発行

監　修　安保雅博（あぼ・まさひろ）
発行者　森田浩章
発行所　株式会社講談社
　東京都文京区音羽二丁目12-21
　郵便番号　112-8001
　電話番号　編集　03-5395-3560
　　　　　　販売　03-5395-4415
　　　　　　業務　03-5395-3615
印刷所　株式会社KPSプロダクツ
製本所　株式会社若林製本工場

N.D.C.367.7　99p　21cm

©Masahiro Abo 2024, Printed in Japan

定価はカバーに表示してあります。
落丁本・乱丁本は購入書店名を明記のうえ、小社業務宛にお送りください。送料小社負担にてお取り替えいたします。なお、この本についてのお問い合わせは、第一事業本部企画部からだとこころ編集宛にお願いいたします。本書のコピー、スキャン、デジタル化等の無断複製は著作権法上での例外を除き禁じられています。本書を代行業者等の第三者に依頼してスキャンやデジタル化することは、たとえ個人や家庭内の利用でも著作権法違反です。本書からの複写を希望される場合は、日本複製権センター（電話03-6809-1281）にご連絡ください。Ⓡ〈日本複製権センター委託出版物〉

ISBN978-4-06-535929-7

参考資料

安保雅博監修『脳卒中マヒが改善する！ 腕と指のリハビリ・ハンドブック』（講談社）
安保雅博監修『脳卒中の重度マヒでもあきらめない！ 腕が上がる 手が動く リハビリ・ハンドブック』（講談社）

KODANSHA

●撮 影
村田克己（講談社写真映像部）

●撮影モデル
青木梨紗　鈴村健太　山本美奈
（東京慈恵会医科大学　作業療法士）

●協 力
伊東寛史　大熊諒　坂本大悟
（東京慈恵会医科大学　作業療法士）

●ブックデザイン
東海林かつこ［next door design］

●本文イラスト
秋田綾子　千田和幸